Endlich frei von Alkohol

Alexander Hoffmann
unter Mitarbeit von
Dr. Erika Walch-Heiden

Endlich frei von Alkohol

**Rat und Hilfe für
Betroffene und Angehörige**

UMSCHAU ː BRAUS

Quellenverzeichnis für die Abbildungen

„So kann Alkohol die Organe schädigen" (Lipha Arzneimittel GmbH), S. 37
„Alkoholgehalt verschiedener Getränke" (Lipha Arzneimittel GmbH), S. 39
Cartoon (Köpenicker CARTOON Gesellschaft), S.48
„Veränderungsmodell" (aus Prochaska, DiClemente&Norcross, 1992), S. 55
„Versunken" (Privat), S. 70
„Verlauf der Alkoholkrankheit" (Blaukreuz-Verlag Wuppertal), S. 85
Grafik Hochrisikosituation (nach Marlatt), S. 114
„Lebensmittel ..." (Verbraucher-Zentrale Hamburg), S. 149
„Versteckter Alkohol" (Verbraucher-Zentrale Hamburg), S. 151
„Versteckter Alkohol in Medikamenten" (Verbraucher-Zentrale Hamburg), S. 152

Die Deutsche Bibliothek – CIP-Einheitsaufnahme

Hoffmann, Alexander:
Endlich frei von Alkohol ; Rat und Hilfe für Betroffene und Angehörige / Alexander Hoffmann;
Erika Walch-Heiden. – Heidelberg: Umschau/Braus, 1999
ISBN 3-8295-7200-X

© 1999 Umschau Braus GmbH Verlagsgesellschaft, Heidelberg

Koordination und redaktionelle Bearbeitung: AMS Autoren- und Medienservice, Reute
Umschlaggestaltung: Komplus, Heidelberg
Titelfoto: Image Bank/Martin, INC., Butch
Grafiken und Satz: AMS/Rudolf Kempf
Druck und Verarbeitung: Westermann Druck, Zwickau

Printed in Germany
ISBN: 3-8295-7200-X

Inhalt

INHALT

Vorwort

Für die meisten Menschen sind alkoholhaltige Getränke ein unproblematisches Genußmittel. Viele aber beschäftigt die Frage, ob sie oder ihr Partner ein Alkoholproblem haben, ob sie möglicherweise krank sind. Nun sind die Übergänge vom normalen Genuß zum Mißbrauch und später zur Abhängigkeit fließend. Das und vieles andere macht die Alkoholkrankheit zu einem komplexen, schwer zu beurteilenden Phänomen – ein Phänomen, das Millionen betrifft. Dieser Ratgeber möchte eine erste Hilfestellung bieten: für Alkoholkranke und für die Angehörigen, ist doch Alkoholismus eine Familienkrankheit.

Wir geben anhand klarer Kriterien Orientierungshilfen, um sich selbst und andere richtig einzuschätzen. Wir informieren kritisch über das Hilfs- und Therapieangebot, auch vor dem Hintergrund, daß im Zuge der Gesundheitsreformen das klassische Therapieangebot immer weiter reduziert wird. Daher bieten wir auch Vorschläge für individuelle Wege aus der Krankheit. Diese Wege gibt es – und sie lohnen sich!

Ob Sie oder Ihr Partner/Ihre Partnerin Alkoholprobleme haben oder nicht, müssen Sie letztlich selbst entscheiden. Wenn ja, dann möchte dieses Buch auch vermitteln, daß Alkoholismus keine Schande, sondern eine Krankheit ist – und daß es Wege aus der Sucht gibt.

Anschaulich wird der Ratgeber durch viele Fallschilderungen. Diese sind sämtlich authentisch; aus verständlichen Gründen haben wir Namen und Wohnorte jedoch verfremdet. Bei Bezeichnungen und Begriffen haben wir der Lesbarkeit wegen meist die männliche Form gewählt. Dabei ist klar, daß nicht nur Männer, sondern auch viele Frauen unter der Alkoholkrankheit leiden, ob als Betroffene oder als Angehörige.

9

Trinke ich zuviel?

Wenn Alkohol Probleme macht, ist Alkohol das Problem

Trinke ich zuviel? Trinkt mein Partner zuviel? – Diese Fragen stellen sich tagtäglich viele Menschen. Fast jeder hat einen Angehörigen, Freund, Kollegen oder Nachbarn, bei dem er ein Alkoholproblem kennt oder vermutet. Manchmal werden auch Sie, dieses Beispiel vor Augen, Ihr Glas Wein oder das Bier mit einem schlechten Gefühl trinken. Und Sie werden sich vielleicht selbst fragen, ob Sie zuviel trinken. Schon wenn diese Frage auftaucht, spricht manches dafür, daß etwas am Trinkverhalten nicht stimmt. Das Doppelgesicht des Alkohols macht die Beurteilung so schwierig. Neun von zehn Erwachsenen können ein Leben lang unproblematisch mit Alkohol umgehen, ihn genießen. Sie trinken mal mehr, mal weniger, bisweilen auch einen „über den Durst". Doch sie haben keine Probleme mit dem Trinken bzw. mit dem Nicht-Trinken.

Andere dagegen bekommen Probleme. Von frühester Jugend an oder erst mit 30, manche erst mit 50 oder 60. Der eine versetzt sich alle paar Wochen in einen Rausch, der andere braucht sein tägliches, bisweilen exakt bemessenes Quantum. Wieder andere trinken mehr als Ihrer Gesundheit guttut, und doch sind sie keine Alkoholiker, sind sie nicht abhängig. Die Alkoholkrankheit ist ein rätselhaftes, komplexes Phänomen, über das wir immer noch relativ wenig wissen.

Die Frage, ob Sie persönlich Probleme mit dem Alkohol haben, ob Sie in der Gefahr schweben, Alkoholiker zu werden oder schon zu sein, kann niemand für Sie beantworten. Alkoholismus ist vielleicht die einzige Krankheit, deren Diagnose der Betroffene zuerst nur selbst stellen kann. Um Ihnen die Orientierung zu erleichtern, finden Sie im Verlauf dieses Kapitels einige Fragenkataloge sowie Verhaltens- und Symptombeschreibungen. Ehrlich beantwortet, helfen Sie Ihnen, sich richtig einzuschätzen.

Keine Schande, sondern eine Krankheit

Eines vorab: Die Alkoholproblematik ist so weit verbreitet und so bedrohlich, daß es sinnvoll ist, sich gut zu informieren. Viele in unserer Gesellschaft trinken zuviel. Das, „was alle tun", ist deshalb nicht ungefährlich. Sie haben Interesse am Thema, vielleicht weil Sie sich nur informieren oder jemandem helfen wollen. Vielleicht auch, weil Sie Ihr eigenes Trinkverhalten überprüfen möchten. Indem Sie diese Zeilen lesen, haben Sie schon den ersten Schritt in die richtige Richtung gemacht. Sollten Sie oder ein Ihnen nahestehender

Mensch Alkoholprobleme haben, ist das überhaupt keine Schande – Hauptsache, Sie tun etwas dagegen. Alkoholiker (nehmen Sie dies als nüchterne Bezeichnung, vergessen Sie den negativen Beigeschmack des Begriffs) sind krank, sie haben sich diese Krankheit nicht bewußt und nicht absichtlich zugezogen. Alkoholkranke sind weder Menschen zweiter Klasse noch willensschwach. Enorme Willenskraft haben die vielen Menschen bewiesen, die sich vom Alkohol befreit haben und dauerhaft trocken bleiben.

Schon im 18. Jahrhundert beschrieben hellsichtige Mediziner den Alkoholismus als Krankheit, konnten sich aber damit nicht durchsetzen. Der in Philadelphia lebende Arzt Benjamin Rush war der erste, der das Problem als eine schleichende „Krankheit des Willens" bewertete. 1774 schrieb er: „Der Brauch, viel zu trinken, ist zunächst eine freie Entscheidung des Willens. Von der Gewohnheit wird er zur Notwendigkeit." In Europa war es zur gleichen Zeit der englische Marinearzt T. Trotter, der über Alkoholismus als Krankheit schrieb. Es dauerte noch fast 200 Jahre, bis der Krankheitscharakter – auch rechtlich – anerkannt wurde. In Deutschland geschah das durch ein Urteil des Bundessozialgerichts von 1968. Alkoholismus ist seitdem als Krankheit im Sinne der Reichsversicherungsordnung (RVO) anerkannt, was u. a. die Konsequenz hat, daß seitdem die ver-

sicherungsrechtlichen Voraussetzungen für die Behandlung gegeben sind. Das Bundesarbeitsgericht definierte Alkoholismus 1983 als eine nicht selbstverschuldete Krankheit. Die Alkoholkrankheit, in Deutschland früher und bis in die jüngste Vergangenheit als „Trunksucht" bezeichnet, galt lange und gilt heute noch vielen Menschen als Laster und Sünde. Auch einige Psychiater beurteilten Alkoholiker als zu willensschwach, um mit dem Trinken aufzuhören.

Immerhin ist in der Gesellschaft das Verständnis für Alkoholkranke nach und nach gewachsen, aber es gibt noch immer viele Vorurteile. Ganz anders in den USA, wo nicht zufällig auch bekannte Selbsthilfegruppen ihren Ursprung haben. Dort reden auch Persönlichkeiten des öffentlichen Lebens ganz offen über ihre Alkoholprobleme. Betty Ford, die Frau des früheren US-Präsidenten, ist nur ein Beispiel für viele. Eine der bekanntesten amerikanischen Suchtkliniken trägt ihren Namen. Und es gibt US-Unternehmen, die besonders gerne trockene Alkoholiker einstellen, weil sie deren Konsequenz und Zuverlässigkeit schätzen.

Dieses Buch möchte Ihnen helfen, den Betroffenen wie den Angehörigen. Nicht mit Tips und Tricks, wie Sie wieder so „normal" wie Ihre Mitmenschen trinken können – denn das funktioniert nicht. Wahrscheinlich haben Sie schon vieles versucht,

Alkoholkranke sind weder Menschen zweiter Klasse noch willensschwach. Die höchsten Gerichte in Deutschland haben längst Alkoholismus als Krankheit anerkannt

11

vielleicht war es nicht das Richtige, vielleicht war es noch zu früh, vielleicht haben Sie zuviel erwartet, vielleicht haben Sie nicht lange genug durchgehalten. Aber es gibt Wege aus der Krise – wenn Sie das Ihre dazu tun und sich helfen lassen wollen. Wir möchten Ihnen einige dieser Wege aufzeigen. Vielleicht ist einer dabei, der für Sie paßt. Sie ahnen ja bereits: Willenskraft und rationale Einsicht („Das muß doch zu schaffen sein!") alleine reichen nicht. *Ohne Hilfe von außen schaffen Sie es wahrscheinlich nicht,* doch es gibt diese Hilfe.

Um ein wenig Klarheit in die Dinge zu bringen, möchten wir kurz streifen, daß Alkohol ganz unterschiedlich eingesetzt wird, nämlich in Form von

● Genuß/Gebrauch
● Mißbrauch
● Abhängigkeit

Prinzipiell ist auch Alkohol eine Droge, die das Bewußtsein verändert. Aber im Gegensatz zu den meisten anderen Drogen läßt sich Alkohol auch genießen und gebrauchen. Das gute Glas Wein, das frische Pils oder der wärmende Schnaps sind seit Urzeiten auch ein angenehmer Teil der Alltagskultur. Alkoholhaltige Getränke in einer gesellschaftlich üblichen und akzeptierten, also mäßigen Weise zu konsumieren heißt, Alkohol zu gebrauchen.

Regelmäßig zu trinken, keinen Tag ohne Alkohol zu leben oder auch häufig sehr große Mengen zu trinken, kennzeichnet dagegen Alkoholmißbrauch.

Den Alkoholkonsum dann irgendwann nicht mehr zuverlässig steuern und begrenzen zu können, bedeutet Abhängigkeit – der Betroffene hat sich an Alkohol gewöhnt. Dabei gibt es verschiedene „Trinktypen", auf die wir noch zu sprechen kommen. Der eine zum Beispiel kann nicht zuverlässig aufhören, wenn er will, er muß den sogenannten „Kontrollverlust" befürchten. Der Kranke schafft es zwar oft für gewisse Zeit, ohne Alkohol auszukommen. Doch dann greift er auch nach einer Trokkenphase, in der es ihm körperlich eigentlich gut ging, zwanghaft wieder zum Glas . Während und nach der dann oft folgenden Trinkexzesse treten schwere Entzugserscheinungen auf („die Zellen brüllen nach Alkohol"). Zur Beruhigung muß der Kranke dann weitertrinken. Das ist ein Beispiel für die psychische Abhängigkeit, die immer wieder auch körperliche Probleme verursacht. Die psychische Abhängigkeit ist höchst komplex. Hier nur soviel: In den Jahren zuvor hatte der Alkohol für den Kranken eine angenehme Wirkung. Nun, da er versucht, „ohne" zu leben, fühlt er sich in gewissen Situationen unsicher, fremd und hilflos – das Suchtmittel fehlt ihm. Experten sprechen hier auch von einem „Suchtgedächtnis", das selbst nach langer Abstinenz festzustellen ist.

Ein anderer Trinktyp kann überhaupt nicht mehr ohne Alkohol leben, auch wenn er Exzesse vorerst noch vermeiden kann. Er ist vor allem körperlich abhängig. Bei ihm hat sich der Stoffwechsel des Organismus auf die Zufuhr von Alkohol krankhaft eingestellt und rebelliert, wenn er sich wieder umstellen soll. Der Körper braucht jetzt den Alkohol, um einigermaßen zu funktionieren, der Kranke *muß* trinken. Die biochemische Forschung arbeitet intensiv daran, die zugrundeliegenden Mechanismen aufzuklären. Beide Trinktypen treten auch in Mischformen auf.

„Ein bißchen trinken" geht nicht

Ausschließlich psychologisch lassen sich diese Abläufe nicht ausreichend erklären. Es gibt inzwischen eine Reihe von Hypothesen über die zugrundeliegenden biologisch-biochemischen Vorgänge, die sehr komplizierter und komplexer Natur sind. *Doch eines zeigt die jahrhundertealte Erfahrung: Die Abhängigkeit ist unumkehrbar. Alkoholismus ist eine Krankheit, die der Betroffene sein Leben lang hat. Sie kann nicht geheilt, aber sehr wohl zum Stillstand gebracht werden. Problematisch an der*

Krankheit ist insbesondere die psychische Abhängigkeit. Während die körperliche Abhängigkeit in der Regel nach einer kurzen Trockenphase überwunden ist, bleibt die psychische Abhängigkeit für immer bestehen. Deshalb strebt jede seriöse Therapie, jede ernstzunehmende Selbsthilfegruppe das Leben ohne Alkohol, die dauerhafte Abstinenz an.

Nach allen Erfahrungen – und Millionen von Alkoholikern können sich nicht irren! – ist es für Abhängige nie wieder möglich, genußvoll, entspannt und in angemessenem Rahmen zu trinken. „Ein bißchen trinken" geht nicht, wie man ja auch nicht „ein bißchen schwanger" sein kann. Eine Suchttherapeutin: „Wir haben in unserer Praxis bisher rund 10 000 Alkoholkranke behandelt – es gab nicht einen darunter, dem es gelungen wäre, wieder normal zu trinken." Ein Anonymer Alkoholiker, der sich seit Jahrzehnten mit dem Thema auskennt: „Ich habe Hunderte kommen und gehen sehen. Kein einziger hat es auf Dauer geschafft, wieder kontrolliert zu trinken."

Wir würden gerne etwas anderes schreiben, aber so liegen die Dinge nun einmal. Leider geistern immer wieder Berichte durch die Öffentlichkeit, daß es durchaus möglich sei, Alkoholikern wieder das kontrollierte Trinken beizubringen. Gerne werden dazu US-Studien aus den 70er Jahren herangezogen, auch in Deutschland wurde und wird diese These bisweilen

„Ein bißchen trinken" geht nicht für Alkoholabhängige. Der Betroffene hat die Krankheit sein Leben lang. Alkoholismus kann nicht geheilt, aber sehr wohl zum Stillstand gebracht werden – durch ein Leben ohne Alkohol, durch dauerhafte Abstinenz

13

vertreten, u. a. mit dem absurden Argument, das Abstinenzgebot entspringe lediglich dem Machtbedürfnis der Suchttherapeuten. Andere argumentieren vollen Ernstes, wenn der Alkoholiker so viele Jahre ohne Alkohol wie zuvor mit verbracht habe, könne er wieder gefahrlos trinken. Diese Aussagen sind unverantwortlich. Viele Betroffene haben sich daran geklammert und es mit schweren Rückfällen, manchmal mit dem Leben bezahlt.

Nachuntersuchungen der vielzitierten US-Studien ergaben eindeutig, daß den untersuchten Probanden das „kontrollierte Trinken" nur unter Laborbedingungen, also unter der Aufsicht der Untersucher, möglich war. Das stimmt mit hiesigen Erfahrungen überein, daß Alkoholiker z. B.

während einer stationären Behandlung durchaus über einen gewissen Zeitraum trinken können, ohne aufzufallen. Aber das gelingt nicht auf Dauer, spätestens bei einer Heimfahrt oder nach der Entlassung entgleist das Trinkverhalten wieder. Bei diesen und anderen Studien scheint es auch, daß die „Experten" Patienten, die lediglich Alkoholmißbrauch betrieben haben, mit abhängigen Trinkern verwechseln. Sollten Sie selbst Fragen an Ihren persönlichen Alkoholkonsum haben, prüfen Sie sich bitte sorgfältig. Haben Sie nicht immer wieder versucht, kontrolliert zu trinken? Ist es Ihnen auf Dauer gelungen? Wirklich? Ohne Abstinenz geht es nicht. Mit Abstinenz geht es, sogar gut, wie wir darlegen werden.

Das „kontrollierte Trinken" funktioniert auf Dauer nur im Labor

„Mythos Alkohol"

Gert F., Werbefachmann in S., erinnert sich an 1988: „Damals las ich in der Zeitung einen Bericht mit dem Titel ‚Mythos Alkohol'. Der war so recht nach meinem Geschmack, denn darin wurde geschildert, daß es nach Meinung einer Göttinger Expertin durchaus möglich sei, wieder zum ‚kontrollierten Trinken' zurückzufinden. Ich verwahrte den ‚Mythos Alkohol' als Zeitungsausschnitt wie eine Kostbarkeit in meiner Brieftasche und machte einen Plan. Ich wollte noch ein Jahr mit dem Trinken pausieren und mich dann direkt in Göttingen erkundigen, wie das denn mit dem ‚kontrollierten Trinken' geht. Nun: Ein paar Monate später meinte ich, ich könnte ja gleich damit anfangen. Wenige Tage später hatte mich der Alkohol wieder völlig erledigt, und ich landete in der Klinik. Ich warf den Zeitungsartikel weg und gestand mir ein, daß ich tatsächlich einem Mythos aufgesessen war."

Fließende Grenzen

Die Grenze zwischen Mißbrauch und Abhängigkeit ist fließend: Da gibt es den trinkfesten „Baum von einem Mann", der jahrzehntelang oft und gerne zecht, durch diesen Mißbrauch seinem Organismus schadet, aber nicht auffällig wird, weder Familie noch Beruf vernachlässigt. Er ist kein Alkoholiker, aber er kann Alkoholiker werden.

Da gibt es die nette ältere Dame, die tagtäglich nur ein paar „kleine" Cognacs nippt – und doch abhängig ist. Weder die Trinkmengen noch die Promille noch das Ausmaß körperlicher Folgeschäden können als zuverlässiger Beweis für eine Alkoholabhängigkeit dienen.

Auch die „Leberwerte" sind entgegen landläufiger Meinung keineswegs ein wichtiger oder gar zuverlässiger Gradmesser. Viele Alkoholiker sterben (vorzeitig) mit tadellosen Leberwerten, manche Nichttrinker haben aus anderen Gründen wie z. B. durch einseitige Ernährung eine kranke Leber.

Alkohol tötet langsam

Einige Konstanten aber gibt es. Wer regelmäßig trinkt, wer immer wieder exzessiv trinkt, wird mit hoher Wahrscheinlichkeit irgendwann alkoholkrank. Statistisch gesehen, vergehen im Durchschnitt einer „Alkoholkarriere" 17 Jahre vom ersten Glas bis zur vollen Ausbildung der Abhängigkeit. Bei Menschen, die sehr früh mit dem Alkohol beginnen, kann sich diese Zeitspanne wesentlich verkürzen. Jugendliche, die bereits ein Jahr nach dem ersten massiven Alkoholkonsum abhängig trinken, sind nicht selten. Leider gibt es keinen „Tag X", keinen Fixpunkt, an dem die Abhängigkeit exakt erkennbar oder nachweisbar ist. Meist erkennt der Betroffene sein Problem erst, wenn er die unsichtbare Trennlinie zur Abhängigkeit schon überschritten hat.

Was ist „normales Trinken"? Die Kennzeichen dafür sind schwerer zu erfassen als die des problematischen Trinkens. Tatsache ist, daß unproblematisches Trinken nahtlos, schleichend und unauffällig in problematisches übergehen kann. Das macht die Alkoholkrankheit so tückisch. Alkohol tötet langsam.

Es wäre schön, wenn man wüßte, wieviel man trinken darf, ohne abhängig zu werden. Aber eine „sichere" Trinkmenge für jeden existiert nicht, die Grenzen sind individuell völlig unterschiedlich. Es macht auch keinen Sinn, zwischen dem Konsum von Wein und Bier sowie den „harten Sachen" zu unterscheiden. Auf mittlere Sicht hin gilt der Satz: „Stoff ist Stoff". Auch der „Edelalkoholiker", der den Champagner liebt, bleibt Alkoholiker.

Vom ersten Glas bis zur Abhängigkeit dauert es im Durchschnitt 17 Jahre. Jugendliche, die massiv trinken, können schneller abhängig werden

15

Wer ist Alkoholiker?

Was ist nun Alkoholismus, wer ist ein Alkoholiker? – Dafür gibt es eine Unzahl von Erklärungsversuchen und Definitionen. Nan Robertson schreibt in ihrem Buch *Die Anonymen Alkoholiker*: „Als man Anfang der achtziger Jahre die Encyclopedia of Alcoholism in Angriff nahm, schlug ein Beamter einer großen Behörde in Washington, die mit Alkoholismusforschung befaßt war, halb im Ernst vor, sie auf hundert Bände anzulegen; der erste Band sollte die elementare Informationen über Alkoholismus enthalten, die neunundneunzig übrigen die Vorbehalte, Dementis, Einschränkungen, Sonderfälle und Widersprüche rund um diese Krankheit." In dieses Bild paßt, daß die Weltgesundheitsorganisation WHO rund 200 verschiedene Definitionen der Krankheit gesammelt hat. Hier einige Definitionen, die eine praktikable Beschreibung erlauben:

„Alkoholiker sind exzessive Trinker, deren Abhängigkeit vom Alkohol einen solchen Grad erreicht hat, daß sie deutliche seelische Störungen oder eine Beeinträchtigung ihrer körperlichen und geistigen Gesundheit, ihrer mitmenschlichen Beziehungen, ihrer sozialen und wirtschaftlichen Funktionen aufweisen oder Vorzeichen einer solchen krankhaften Entwicklung zeigen." (WHO).

Der Homburger Suchtforscher Prof. Dr. Klaus Wanke definiert Sucht, eine solche ist ja Alkoholismus, als „unabweisbares Verlangen nach einem bestimmten Erlebniszustand. Diesem Verlangen werden die Kräfte des Verstandes untergeordnet. Es beeinträchtigt die freie Entfaltung einer Persönlichkeit und zerstört die sozialen Bindungen und die sozialen Chancen eines Individuums".

Oder schlicht ausgedrückt: *Wer durch sein Trinken ernsthafte Schwierigkeiten mit der Gesundheit, seiner Familie und im Beruf bekommt, ist sehr wahrscheinlich Alkoholiker. Treffend ist auch folgende Einschätzung: Alkoholiker ist derjenige, der beim Griff zum Glas nicht weiß, wie es ausgeht. Wenn Alkohol Probleme macht, ist Alkohol das Problem.*

Alkoholiker sind nicht nur die bedauernswerten Stadtstreicher auf der Parkbank. Alkoholiker sind vielmehr mitten unter uns, leben, arbeiten, haben Familie, pflegen Hobbies – sofern die Krankheit noch nicht alles zerstört hat. Die Krankheit ist klassenlos, sie trifft den Hilfsarbeiter und den Vorstandsvorsitzenden, die Hausfrau und den Filmstar. Vielen Alkoholikern sieht man die Krankheit im frühen Stadium noch nicht an – oft sind sie äußerlich sehr gepflegt, sehr korrekt angezogen. Diese Maske kann vielleicht noch lange vom Problem ablenken. In Gefahr begibt sich jedenfalls, wer regelmäßig trinkt und wer trinkt, um eine bestimmte Wirkung zu erreichen. Um Entspannung zu finden oder Trost, um munterer oder kontaktfreudiger zu werden und vieles mehr. Regelmäßiges Trinken, das lange sehr angenehm sein kann, führt dazu, daß der Konsument den Alkohol „besser verträgt", er kann viel trinken und dabei doch äußerlich normal erscheinen. Wir sprechen dabei von Toleranzentwicklung. Daß er dafür einen Preis zahlt, wird meist übersehen. Normalerweise wehrt sich der Körper aus gutem Grund gegen den Alkohol: der ist ein Nervengift, das in die Blutbahn gelangt und damit jede Zelle im Körper erreichen und schädigen kann, keineswegs nur die Leber. Der Körper muß sich in vielen Vorgängen umstellen, um regelmäßige Alkoholmengen zu vertragen. Irgendwann muß er den Alkohol so fest einplanen, daß es zu empfindlichen Störungen kommt, wenn der Alkohol einmal ausbleibt.

Auch beim „Wirkungstrinken" kommt es zu einer Gewöhnung. Der Genuß von Alkohol hat auf die meisten Menschen eine entspannende Wirkung, zumindest in der Anfangszeit des Trinkens, er scheint Hemmungen zu mildern. Viele berichten über ein angenehmes Wärmegefühl, gesteigerte Stimmung, größere Lockerheit. Wer also Alkohol trinkt, um diese als positiv erlebten Veränderungen zu erfahren, der wird lange Zeit dafür belohnt, denn mit dem Trinken kann

er das gewünschte Ziel in aller Regel auch erreichen. Aber auch dabei gewöhnt sich der Körper an den Alkohol. Die benötigten Mengen, um beispielsweise Entspannung und bessere Stimmung zu erzielen, werden immer größer, die Verstimmungen danach aber auch. Das Trinken wird immer wichtiger und notwendiger, um sich halbwegs gesund und normal zu fühlen. Bis dann der Zeitpunkt kommt, den der Psychologe Horst Arend so beschreibt: „Das Trinken, das ursprünglich für die Person ein Kontroll- und Bewältigungsmittel gewesen ist, wird nun selbst zum Kontrollproblem und Streßfaktor."

Vier Fragen

Bereits vier Fragen geben, ehrlich beantwortet, gute Hinweise, ob Sie sich als alkoholgefährdet einschätzen sollten:
1. Haben Sie einmal das Gefühl gehabt, daß Sie Ihren Alkoholkonsum verringern sollten?
2. Hat jemand Sie einmal durch Kritisieren Ihres Trinkens ärgerlich gemacht?
3. Haben Sie sich einmal schlecht oder schuldig gefühlt wegen Ihres Alkoholtrinkens?
4. Haben Sie einmal morgens als erstes Alkohol getrunken, um sich nervlich wieder ins Gleichgewicht zu bringen oder einen Kater loszuwerden?

Regelmäßiges Trinken kann lange sehr angenehm sein, doch der Körper zahlt einen Preis dafür

Zwei oder mehr zustimmende Antworten kennzeichnen zumindest einen „Problemtrinker". Ein „Nein" bei Frage 4 besagt noch lange keine Entwarnung. Es gibt viele Alkoholiker, die nicht bereits am Morgen trinken. Hier eine weitere Liste mit Anzeichen, die dafür sprechen, daß Sie alkoholabhängig sind:

● Die Trinkmenge, die Sie vertragen, steigt
● Sie denken häufig oder ständig an Alkohol
● Sie trinken, um sich anschließend besser zu fühlen
● Im Haus muß immer ein Vorrat an Alkohol sein
● Sie haben ein unbehagliches Gefühl, wenn Sie an Ihren Alkoholkonsum denken
● Sie haben ein schlechtes Gewissen, Sie schämen sich beim Trinken und danach
● Das Entsorgen der leeren Flaschen wird zum Problem, Sie wählen unterschiedliche Container, möglichst weit entfernt
● Sie trinken heimlich
● Sie trinken allein
● Sie verstecken Alkoholvorräte, auch vor sich selber
● Sie trinken „auf Vorrat", etwa. vor öffentlichen Feiern und Festen, um dort nicht durch große Trinkmengen aufzufallen
● Sie versuchen, das Trinken zu regulieren, („Nie vor 20 Uhr", „heute trinke ich nur zwei Gläser Wein")
● Sie flüchten sich in Ausreden vor sich selbst und anderen: („ich könnte aufhören, wenn ich wollte – aber jetzt will ich noch nicht")
● Sie versuchen, eine Zeitlang abstinent zu leben
● Sie haben Filmrisse („wie bin ich eigentlich ins Bett gekommen", „habe ich mich vielleicht noch schlecht benommen?")
● Sie müssen trinken – zu falschen Zeiten, am falschen Ort (zum Beispiel vor oder während des Autofahrens, vor wichtigen Terminen)
● Sie suchen eine trinkfreudige Umgebung, auch unter Ihrem sonst üblichen Niveau
● Ihr Alkoholkonsum verursacht Probleme mit anderen Menschen, mit der Familie, am Arbeitsplatz
● Ihre Freizeitinteressen verändern sich, werden dürftiger und dem Trinkmuster angepaßt
● Die Trinkmenge, die Sie vertragen, nimmt wieder ab.

Wann ist Abhängigkeit erreicht?

Mit Sicherheit ist die Alkoholabhängigkeit erreicht,
● wenn entweder Abstinenz nicht mehr möglich ist, weil der Körper den Alkohol benötigt, weil er sonst mit Entzugserscheinungen reagiert, wie Schwitzen, Frieren, Zit-

tern, innerer Unruhe, Wadenkrämpfen, Schlafstörungen, depressiven Verstimmungen, epileptischen Anfällen, Alkoholhalluzinose bis hin zum lebensgefährlichen Alkoholdelir, und/oder

● wenn es zum Kontrollverlust kommt, wenn Sie nicht aufhören können zu trinken, obwohl Sie wollen. Es ist gerade dieser Kontrollverlust, der für den Betroffenen selbst und für seine Umgebung nicht nachvollziehbar ist („Warum konnte ich denn wieder nicht aufhören?").

Wer diese Stadien erreicht hat, kommt in der Regel ohne fremde Hilfe nicht mehr aus. Der Hausarzt oder die Klinik müssen und können dabei helfen, den Organismus zu entgiften. Mittelfristig noch wichtiger ist, daß sich der Alkoholkranke vollkommen neu orientieren muß. Meist ist er dazu erst bereit, wenn die Verzweiflung groß genug ist, wenn die Nachteile des Trinkens die vermeintlichen Vorteile übersteigen.

Für die Diagnostik mit dem Ziel der Behandlung wie auch der Forschung gibt es weltweit anerkannte Klassifikationssysteme:

Die Haupttypen des Trinkers

Es ist auch für Laien leicht zu erkennen, daß es „den" Alkoholiker nicht gibt. Es gibt unterschiedliche Arten,

Alkohol zu konsumieren, und es gibt ebenfalls unterschiedliche Arten, Alkohol zu mißbrauchen und ihn in abhängiger Weise zu gebrauchen. Am plausibelsten und mit konkretem Nutzen für die Betrachtung im Einzelfall ist die Typologie, die in den 40er Jahren Elvin Morton Jellinek aufgestellt hat. Der Professor für Angewandte Physiologie an der Yale University galt lange als *der* Fachmann auf dem Gebiet des Alkoholismus. Jellinek zeichnete in 42 Stufen die Entwicklung des Rauschtrinkers vom gelegentlichen Trinken bis zum Zusammenbruch nach. Der Typus des Rauschtrinkers erfaßt aber keineswegs die gesamte Bandbreite der Alkoholiker.

Basierend auf Jellineks Typologie wurde ein Schema entwickelt, in dem sich fünf verschiedene Trinkformen finden, die sich besonders häufig in der Praxis zeigen. Es gibt aber wie schon angedeutet viele Alkoholiker mit Mischformen.

Nicht abhängige, aber schon problematische Alkoholkonsumenten:

Alpha-Alkoholtrinker
Beta-Alkoholtrinker

Abhängige Alkoholiker:

Gamma-Alkoholiker
Delta-Alkoholiker
Epsilon-Alkoholiker

Der Alkoholkranke handelt erst, wenn die Verzweiflung groß genug ist, wenn die Nachteile des Trinkens die vermeintlichen Vorteile übersteigen

19

Typologie der fünf Trinkerarten nach Jellinek

Alpha-Typ	Beta-Typ	Gamma-Typ	Delta-Typ	Epsilon-Typ
Problem-, Erleichterungs-, Konflikttrinker	Gelegenheitstrinker	Süchtiger Trinker	Rauscharmer, kontinuierlicher Alkoholkonsum	Episodischer Trinker
Abhängigkeit nur psychisch	Weder psychische noch körperliche Abhängigkeit	Zuerst psychische, dann körperliche Abhängigkeit	Physische Abhängigkeit	Psychische Abhängigkeit
Kein Kontrollverlust, aber undiszipliniertes Trinken mit Fähigkeit zur Abstinenz	Kein Kontrollverlust	Kontrollverlust mit Phasen von Abstinenz	Keine Abstinenz, kein Kontrollverlust	Kontrollverlust, jedoch Fähigkeit zur Abstinenz

Die Alpha-Trinker können ihren Alkoholkonsum (noch) willentlich steuern. Sie gelten als Konflikt-, Erleichterungs- und Wirkungstrinker, d. h. sie trinken, um eine für sie angenehme Wirkung zu erzielen, z. B. Erleichterung, Entspannung, bessere Stimmung, Lockerheit und verbesserte Durchsetzungsfähigkeit im Umgang mit anderen. Lange Zeit wird dieses Trinken tatsächlich „belohnt", die Stimmung wird besser, das Abschalten nach der Arbeit gelingt leichter, der Umgang mit anderen wird unbeschwerter, Ängste verschwinden. Dieses Verhalten, das so verführerisch belohnt wird, wird natürlich wiederholt. Noch schmeckt der Alkohol, noch sind keine körperlichen und psychischen Schäden zu beobachten. Es entwickelt sich allerdings eine psychische Abhängigkeit, die aber vorerst die Freiheit des einzelnen noch nicht einschränkt. Doch kann sich dieses Trinkverhalten in Richtung Abhängigkeit entwickeln.

20

Typischer Verlauf der Abhängigkeitsentwicklung bei „Rauschtrinkern"
(nach Jellinek)

1. Vorphase		
Psychische Folgen	**Körperliche Folgen**	**Soziale Folgen**
Erleichterungstrinken		
Verringerung der Toleranz für seelische Spannungen	Erhöhung der Alkoholtoleranz	
2. Anfangsphase		
Psychische Folgen	**Körperliche Folgen**	**Soziale Folgen**
Heimliches Trinken		
Verlangen/dauerndes Denken an Alkohol		
Gieriges Trinken der ersten Gläser		
Vermeiden von Anspielungen auf Alkohol/Schuldgefühle		
Das Erleichterungstrinken wird zum Reflex		
(Zunehmende) Gedächtnislücken	Allmähliche Beeinträchtigung von Stoffwechsel und Nervensystem	
3. Kritische Phase		
Psychische Folgen	**Körperliche Folgen**	**Soziale Folgen**
Kontrollverlust		Soziale Belastungen
Erklärungsversuche/Alibis		
Wechsel von Abstinenz und Niederlage/Trinksysteme		
Dauernde Schuldgefühle/Zerknirschung/auffallendes Selbstmitleid		
Das Verhalten aut den Alkohol konzentrieren/Vorratssicherung/Ernährung vernachlässigen	Erste organische Schäden/Abnahme des sexuellen Triebes	Verlust von Interessen/Arbeit/Freunden; ungünstige Veränderungen im Familienleben
Regelmäßiges morgendliches Trinken	Beginnende körperliche Abhängigkeit	
4. Chronische Phase		
Psychische Folgen	**Körperliche Folgen**	**Soziale Folgen**
Verlängerte, tagelange Räusche		
Bemerkenswerter ethischer Abbau		
Beeinträchtigung des Denkens/undefinierbare Ängste	Organisches Psychosyndrom/Alkoholpsychose	
Zwanghaftes Trinken		
Zusammenbruch (z.B. Selbstmord, Schwachsinn)	Zusammenbruch (z.B. Tod)	Zusammenbruch (z.B. „Gosse")

Prof. Elvin M. Jellinek zeichnete die Entwicklung des Rauschtrinkers vom gelegentlichen Trinken bis zur „Gosse" auf. Dieser Verlauf ist jedoch nicht für alle Alkoholiker typisch. Es gibt auch Mischformen

Gewohnheits-
trinker gefährden
zwar ihre
Gesundheit,
doch sie sind
zunächst noch
nicht alkohol-
abhängig

Diagnostische Kriterien für eine Alkoholabhängigkeit
(Kurzfassung nach ICD-10)

Die Diagnose „Abhängigkeit" soll dann gestellt werden, wenn irgendwann während des letzten Jahres *drei (oder mehr) der folgenden Kriterien* vorhanden waren:

1. ein starker Wunsch oder eine Art Zwang, Alkohol zu konsumieren (**„Verlangen"**)

2. verminderte Kontrollfähigkeit bezüglich des Beginns, der Beendigung und der Menge des Alkoholkonsums (**„Kontrollverlust"**)

3. ein körperliches **Entzugs**syndrom

4. erhöhte Alkohol**toleranz** (um den gleichen vom Konsumenten gewünschten Effekt zu erreichen, werden deutlich erhöhte Alkoholmengen benötigt)

5. fortschreitende Vernachlässigung anderer Vergnügen oder Interessen zugunsten des Alkoholkonsums

6. anhaltender Alkoholkonsum trotz Nachweises eindeutiger schädlicher Folgen

Der Beta-Alkoholkonsument wird auch als Gewohnheits- und Gelegenheitstrinker bezeichnet. In unserer trinkfreudigen Gesellschaft gibt es ausreichend Gelegenheiten, häufig und auch in größeren Mengen Alkohol zu konsumieren, ohne gleich damit aufzufallen. Die berühmten „besonderen Gelegenheiten" finden sich reichlich, ebenso die gleichgesinnten Mittrinker. Beta-Trinker gefährden zwar ihre kör-perliche Gesundheit, entwickeln aber jedenfalls zunächst noch keine Abhängigkeit. Sie sind noch in der Lage, ihren Alkoholkonsum jederzeit einzuschränken oder zu beenden.

Gamma-Alkoholiker werden auch als „Rauschtrinker" bezeichnet, die – nachdem sie das Stadium der körperlichen und psychischen Abhängigkeit erreicht haben – ihren Alkoholkonsum nicht mehr, zumindest

nicht mehr zuverlässig steuern können. Wenn sie beginnen, Alkohol zu
sich zu nehmen, müssen sie jedesmal
damit rechnen, nicht mehr aufhören
zu können, wenn sie es eigentlich
möchten oder wie sie es geplant
haben. Dieses Unvermögen, selbstbe-
stimmt mit dem Trinken aufzuhören,
ist der Kontrollverlust. Der Gamma-
Alkoholiker hat die Fähigkeit zur
Selbststeuerung verloren. Zwischendurch gelingt es ihm durchaus, Trinkpausen einzulegen. Das führt ihn und
andere zum fatalen Schluß, er sei
nicht alkoholabhängig, denn „ich
kann ja aufhören ...". Auch viele Al-
pha- oder Beta-Trinker kontrollieren
gelegentlich ihren Status, indem sie
z. B. in der Fastenzeit, während
einer Diät oder auch ohne besonderen
Anlaß für eine bestimmte Zeit auf
Alkohol verzichten. Sie sind anschließend überzeugt, „auf der sicheren
Seite" zu stehen, obwohl damit nicht
auszuschließen ist, daß sie doch eine
Abhängigkeit vom Gamma-Typ entwickelt haben. Gamma-Alkoholiker
haben oft als Alpha-Trinker begonnen.

Über lange Zeit ist es für den
Gamma-Typ nicht wichtig, bis zum
Rausch zu trinken, ein Wohlbefinden
stellt sich auch vorher schon ein.
Dann kommt allmählich die Toleranz-
steigerung, er muß immer mehr trinken, um den gewünschten Effekt zu
erzielen. In dieser Phase wird meist
weder dem Betroffenen noch seinem
Umfeld klar, wie gefährlich die Situation geworden ist, deshalb gibt es
zu diesem Zeitpunkt noch keinen
Wunsch nach Veränderung. Das Trinkverhalten entwickelt sich aber weiter,
wird immer kritischer. In der nächsten
Phase kommt es meist zu Gedächtnis-
lücken, „Filmrissen", die nicht erst
nach übermäßigem Trinken auftreten
müssen. Gleichzeitig gelingt es ohne
Alkohol nur noch schwer, eine erträg-
liche Stimmung zu erleben, Alkohol
wird immer stärker als Ausgleich für
Konflikte, Verstimmungen, Ängste
und Befürchtungen benutzt.

Der Kranke will jetzt den
„Stoff" immer verfügbar haben, er legt
Vorräte an. Er ahnt oder merkt, daß
seine Art zu trinken, nicht mehr normal ist, beginnt mit dem Verstecken,
Verheimlichen. Vorräte werden unter
Vorwänden besorgt – „Packen Sie die
Flasche bitte als Geschenk ein" – werden versteckt, oft an so verborgenen
Stellen, daß sie mitunter erst nach
Jahren, z. B. bei einer Wohnungsreno-
vierung, wiedergefunden werden. Irgendwann trinkt er alleine und heimlich. In der Regel wird das erste Glas
– später oft gleich aus der Flasche –
„gekippt", um möglichst schnell die
gewünschte Wirkung zu erleben.
Längst geht es nicht mehr um den Genuß. Die Marke des Getränks wird
schlechter bzw. gleichgültig, viele stei-
gen von Bier und Wein auf Hochpro-
zentiges um, denn das wirkt schneller
und erfordert nicht so große Mengen
an Flüssigkeit.

Die Lüge ist immer dabei

Charakteristisch für den Alkoholabhängigen (und oft auch seine Angehöri-gen) sind die fehlgesteuerte Eigen- und Fremdwahrnehmung. Kurz gesagt: er lügt. Er belügt die anderen, aber auch sich selbst, was das Trinken betrifft. Über eine grotesk lange Zeit hin glaubt der Trinker, sein Partner, die Kinder, die Nachbarn oder die Kollegen im Büro würden nichts bemerken. Auch sich selbst weiß er immer wieder zu beruhigen, wenn ihn einmal Zweifel befallen. Der Kranke will, auch wenn er es schon leise ahnt, um keinen Preis der Welt wahrhaben und zugeben, daß er Alkoholiker ist. Später, etwa nach einem Ent-zug, fällt er oft aus allen Wolken – alle haben es gewußt. Das permanente, of-fensichtliche Lügen ist für die Angehörigen unerträglich – aber es ist ein Zei-chen der Krankheit. In seinen wachen Momenten leidet auch der Alkoholiker darunter. Martin B., Elektromeister aus H.: „Wenn meine Frau abends nach Hause kam und ich sie schwankend und lallend im Flur begrüßte, sagte ich gerne, ich hätte gerade mal zwei Bier getrunken. Natürlich hat sie mir das nicht geglaubt, und ich wußte in dem Moment, in dem ich das sagte, daß es eine Lüge war. Aber ich wußte mir nicht anders zu helfen, empfand es als Notwehr."

Der Betroffene kann nun die Alkoholmenge nicht mehr zuverlässig steuern. Manchmal gelingt es noch, um dann in einen noch schlimmeren Absturz zu münden. Die Familie, die Freunde, Kollegen und Vorgesetzten fahren mit auf der Achterbahn zwi-schen Hoffnung und Verzweiflung, zwischen dem Wunsch zu helfen und dem Erleben völliger Hilflosig-keit. Der Kranke trinkt weiter. Oft schon morgens, er befindet sich schließlich jenseits seiner Selbstbe-stimmung, ihm wird alles gleichgül-tig. Er kann sein Abrutschen nicht mehr aufhalten: körperlich, seelisch, geistig und sozial. Er befindet sich entweder im schwersten Rausch oder im Jammertal des heftigsten Entzugs. Das Händezittern („Mandolinenfie-ber") wird immer schlimmer, die un-bestimmten Ängste und die chroni-sche Schlaflosigkeit lassen sich nur noch mit „Stoff" dämpfen. Der Trin-ker glaubt, er treibe langsam in den Wahnsinn. Der Entzug ist jetzt oft mit epileptischen Anfällen und in ganz schlimmen Fällen mit Halluzinationen bis hin zum Delirium tremens verbunden.

Die im Lauf der Suchtkarriere gesteigerte Toleranz für Alkohol sinkt allmählich wieder, der Rausch kann wieder nach kleinen Mengen auftreten, unter Umständen schon so früh, daß die Entzugserscheinungen noch gar nicht „weggetrunken" sind. Dann gibt es nichts, wirklich nichts mehr im Leben, das wichtiger sein könnte als „Nachschub" an Alkohol. Der Entzug wird so quälend, daß notfalls Brennspiritus, Rasierwasser, Haarfestiger oder andere Stoffe – sie müssen nur Alkohol enthalten – getrunken werden. In diesem Zustand sind die Kranken oft nicht mehr in der Lage, für sich selber zu entscheiden. Sie benöti-gen aber dringend Hilfe, zunächst einfach, damit sie überleben.

Münchner Alkoholismus-Test (MALT-Test)

Nachfolgend finden Sie eine Reihe von Aussagen über Beschwerden und Probleme, die im Zusammenhang mit Alkoholtrinken auftreten können. Bitte machen Sie für jede dieser einzelnen Feststellungen entweder in der Spalte „ja" oder „nein" ein Kreuz.

Vielleicht werden Sie manchmal den Eindruck haben, daß eine Feststellung nicht richtig paßt. Kreuzen Sie aber trotzdem **immer eine der beiden Antworten** an und zwar die, welche am ehesten auf Sie zutrifft.

MALT-Test

	ja	nein
1. In der letzten Zeit leide ich häufiger an Zittern der Hände	☐	☐
2. Ich hatte zeitweilig, besonders morgens, ein Würgegefühl oder Brechreiz	☐	☐
3. Ich habe schon einmal versucht, Zittern oder morgendlichen Brechreiz mit Alkohol zu kurieren	☐	☐
4. Zur Zeit fühle ich mich verbittert wegen meiner Probleme und Schwierigkeiten	☐	☐
5. Es kommt nicht selten vor, daß ich vor dem Mittagessen bzw. zweiten Frühstück Alkohol trinke	☐	☐

Gegen Ende der Suchtkarriere wird der Entzug so quälend, daß manche auch Brennspiritus oder Rasierwasser trinken

		ja	nein
6.	Nach den ersten Gläsern Alkohol habe ich ein unwiderstehliches Verlangen, weiterzutrinken	☐	☐
7.	Ich denke häufig an Alkohol	☐	☐
8.	Ich habe manchmal auch dann Alkohol getrunken, wenn es mir vom Arzt verboten wurde	☐	☐
9.	In Zeiten erhöhten Alkoholkonsums habe ich weniger gegessen	☐	☐
10.	An der Arbeitsstelle hat man mir schon einmal Vorhaltungen wegen meines Alkoholtrinkens gemacht	☐	☐
11.	Ich trinke Alkohol lieber, wenn ich allein bin	☐	☐
12.	Seitdem ich mehr Alkohol trinke, bin ich weniger tüchtig	☐	☐
13.	Ich habe nach dem Trinken von Alkohol schon öfter Gewissensbisse (Schuldgefühle) gehabt	☐	☐
14.	Ich habe ein Trinksystem versucht (z.B. nicht vor bestimmten Zeiten zu trinken)	☐	☐
15.	Ich glaube, ich sollte mein Trinken einschränken	☐	☐
16.	Ohne Alkohol hätte ich nicht so viele Probleme	☐	☐
17.	Wenn ich aufgeregt bin, trinke ich Alkohol, um mich zu beruhigen	☐	☐
18.	Ich glaube, der Alkohol zerstört mein Leben	☐	☐
19.	Einmal möchte ich aufhören mit dem Trinken, dann wieder nicht	☐	☐
20.	Andere Leute können nicht verstehen, warum ich trinke	☐	☐
21.	Wenn ich nicht trinken würde, käme ich mit meinem Partner besser zurecht	☐	☐
22.	Ich habe schon versucht, zeitweilig ohne Alkohol zu leben	☐	☐
23.	Wenn ich nicht trinken würde, wäre ich mit mir zufrieden	☐	☐
24.	Man hat mich schon wiederholt auf meine „Alkoholfahne" angesprochen	☐	☐

Wenn Sie sechs bis zehn Fragen mit „ja" beantwortet haben, besteht der Verdacht auf eine Alkoholabhängigkeit. Bei elf und mehr Punkten liegt die Diagnose einer Alkoholabhängigkeit nahe.

Delta-Alkoholiker beginnen meist als Beta-Alkoholiker, sie trinken zunächst sehr angepaßt, gerne und oft, aber in Maßen, man sieht sie fast nie berauscht.

Auch ihr Organismus gewöhnt sich an den Alkohol, plant ihn sozusagen mit ein, und solange die Dosis stimmt, geht es ihnen lange Zeit gut. Der Wirkstoffpegel, ihr „Spiegel", muß aber konstant gehalten werden. Sie heißen deshalb auch „Spiegeltrinker". Mit dem nötigen Pegel „funktionieren" sie oft lange Jahre, reden normal, fahren Auto, arbeiten. Aber für sie ist es eine Qual: Sie benötigen im Lauf der Zeit immer größere Mengen Alkohol, um Entzugserscheinungen zu vermeiden. Delta-Trinker mit 2,5 Promille, die kerzengerade gehen, sind keine Seltenheit.

Ohne die Promille könnten sie aber nicht unauffällig gehen. Auch sie sind körperlich abhängig. Wenn sie in der Dosierung einen Fehler machen, z. B. die gewohnte Ration um ein Glas überschreiten, können sie auch in einen Rauschzustand mit Kontrollverlust geraten.

Sinkt ihr Spiegel stärker ab, z. B. während des Nachtschlafs, kann es für sie sehr mühsam werden, ihn wieder „aufzufüllen": Zunächst sorgt vielleicht das starke Händezittern dafür, daß der größte Teil des Alkohols verschüttet wird, und der Alkohol, der mühsam, natürlich ohne jeden Genuß, heruntergeschluckt wurde,

kommt leicht zurück. Manche Delta-Alkoholiker müssen morgens größere Mengen trinken, bis soviel „drinbleibt", daß sich ihr Pegel wieder aufbaut und sie wieder handlungsfähig werden – um beispielsweise eine Unterschrift zu leisten. Manche Spiegeltrinker berichten, daß sie sich nachts den Wecker stellen, um zwischendurch zu trinken, damit der Entzug am Morgen nicht allzu grausam sei. Für Trinkhallenpächter an Bahnstationen gehört es zum gewohnten Bild, daß Pendler morgens um „die Zeitung und das Übliche" bitten. In der Zeitung finden sie dann wie gewünscht den „Flachmann" für den Weg ins Büro.

Im Gegensatz zum Gamma-Alkoholiker können Delta-Alkoholiker keine Trinkpausen einlegen. Ihr Körper erhält keine Erholungsphasen, die organischen Schäden sind daher noch stärker. Auch für sie ist späteres „kontrolliertes Trinken" nicht möglich. Auch Delta-Alkoholiker benötigen dringend ärztliche Hilfe. Angehörige, die beispielsweise den Alkohol wegschütten, gefährden ihr Leben. Der Delta-Trinker sollte nur unter ärztlicher Kontrolle ausnüchtern.

Der Epsilon-Alkoholiker pflegt das „Quartalstrinken". Das ist ein besonderes Phänomen und für Laien schwer nachvollziehbar. Jemand, der wochen- oder sogar monatelang keine Probleme mit Alkohol hat, der gar nicht oder völlig unauffällig trinkt, beginnt plötzlich exzessiv, meist mit raschem Kontrollverlust und über mehrere Tage hindurch zu trinken, wie zwanghaft, wie besessen. Auslöser für ihre Trinkphasen sind meist schwerste Verstimmungen, Reizbarkeit und Unruhe, von den Fachleuten als Dysphorie bezeichnet. Manche trinken mit dem ausgesprochenen Ziel, völlig „abschalten" zu können oder möglichst bald bewußtlos zu sein. Über die Ursachen ist bislang wenig bekannt. Früher wurde diskutiert, ob es sich um eine Störung aus dem Bereich der Epilepsien handele – wegen der Plötzlichkeit des Auftretens – oder aus dem Feld der manisch-depressiven Erkrankungen – wegen der Verstimmungen. Im Einzelfall ist sorgsam zu überprüfen, ob eine neurologische oder psychiatrische Erkrankung zugrunde liegt.

Wenn Sie jetzt beunruhigt sind: Bitte gehen Sie so ehrlich wie möglich mit sich um. Verlieren Sie nicht den Mut, sondern werden Sie aktiv. Ein Leben ohne Alkohol ist möglich. Unzählige Alkoholiker, die trocken wurden, haben die Erfahrung gemacht, daß die Abstinenz erreichbar und zu halten ist – daß sie viel leichter fällt als beispielsweise das verzweifelte Bemühen, mit Trinksystemen, Trinkpausen und guten Vorsätzen über die Runden zu kommen. Bei Abhängigkeit ist der Alkohol zunächst immer stärker als der gute Wille und alle Wünsche. Mit der Ab-

stinenz aber erhalten Sie die Chance für ein reiches, erfülltes Leben voll neuer, unbekannter Qualität.

Die „Kapitulation"

Den ersten Schritt auf dem Weg aus der Misere muß jeder Betroffene selbst machen. Er muß sich sagen: „Ich mag nicht mehr, ich kann nicht mehr, so will ich nicht weiterleben." Oft fällt diese existenzielle Entscheidung an einem (relativen) Tiefpunkt seines Lebens, den der Alkohol verursacht hat. Dieser Tiefpunkt, auch der Begriff Wendepunkt paßt, ist für jeden Menschen anders. Der eine läßt erst von der Flasche, wenn er durch das Trinken Haus und Hof verloren hat, wenn er „unter den Brücken von Paris" schlafen muß. Beim anderen setzt die Umkehr schon früher ein. Wenn er spürt, daß seine berufliche Position ins Wanken gerät, daß ihn der Partner verlassen will, wenn die kleine Tochter sagt: „Papa, Du stinkst schon wieder aus dem Mund".

In den „Zwölf Schritten" der Anonymen Alkoholiker (AA) heißt es zu diesem Tief- oder Wendepunkt: „Wir gaben zu, daß wir dem Alkohol gegenüber machtlos sind – und unser Leben nicht mehr meistern konnten." Die AA sprechen in diesem Zusammenhang von der „Kapitulation" des Alkoholikers. Er gibt zu, daß er mit dem Alkohol nicht leben kann, daß der lange Kampf gegen die Sucht aussichtslos ist. Diese Kapitulation ist bedingungslos. Es macht keinen Sinn, die Flasche wegzustellen, „wenn meine Familie bei mir bleibt" oder „wenn ich meinen Job behalte". Es geht zunächst um Sie selbst und sonst nichts. Was nach Niederlage klingt, ist in Wahrheit ein Sieg, der erste Sieg. Der Trinkende hat seine Krankheit anerkannt, er will nicht mehr kämpfen, die Jagd ist vorüber. Damit gewinnt er eine neue Freiheit, die Freiheit vom Alkohol. Viele Menschen berichten, daß sie sich nach diesem Eingeständnis vor sich selbst und anderen „wie befreit" fühlten. Endlich war die Zeit des Leugnens, der Verdrängung vorüber. Ein neues Leben kann beginnen.

Die Kapitulation vor dem Alkohol ist der erste Sieg auf dem Weg in ein neues Leben

---

Der Mensch hat drei Wege, klug zu handeln:

Erstens durch Nachdenken: Das ist der edelste.
Zweitens durch Nachahmung: Das ist der leichteste.
Drittens durch Erfahrung: Das ist der bitterste.

Konfuzius

„Wenn Du einem geretteten Trinker begegnest,
dann begegnest du einem Helden ...
Du sollst wissen: Er ist ein Mensch erster Klasse!"

Friedrich von Bodelschwingh

Volkskrankheit Alkoholismus

Alkoholismus ist ein Problem in vielen Ländern. In Deutschland hat er seit langem die Ausmaße einer Volkskrankheit. Im Alkohol sehen die Gesundheitsminister der 16 Bundesländer, so auf einer Tagung 1997, die „mit Abstand größte Suchtgefahr". Rund 40 000 Menschen sterben jährlich durch den Alkohol, über 20mal mehr als es Drogentote gibt. Alle fünf Jahre löscht der Alkohol eine Stadt von der Größe Freiburgs aus – rund 200 000 Menschen. Diese Zahlen sind so bedrückend, daß die offiziellen Statistiken mit recht niedrigen Zahlen operieren. Dabei sind nicht 2,5 Millionen Deutsche, wie es immer wieder heißt, alkoholkrank, sondern mindestens vier Millionen. Fachleute sprechen von einem „schädlichen Gebrauchsmuster" bei 6,5 Millionen Menschen; andere Schätzungen reichen bis zehn Millionen. Hinzu kommen weitere Millionen Angehöriger, die von der Familienkrankheit Alkoholismus in Mitleidenschaft gezogen werden.

Noch sind es überwiegend Männer, die alkoholkrank sind – sie stellen rund 70% der Alkoholiker. Laut einer Studie sind 7,1% aller Männer behandlungsbedürftig alkoholkrank, weitere 7,9% haben behandlungsbedürftige Alkoholprobleme. Zählungen in Praxen von Allgemeinärzten in Mainz und Berlin ergaben, daß etwa jeder zehnte Patient Alkoholprobleme hatte; der Anteil der männlichen Patienten war dabei viermal so hoch wie der der Frauen. In Fachkliniken befinden sich doppelt so viele Männer wie Frauen in Behandlung. Aber die Frauen holen auf. Wenn sie anfangen, zu trinken, sind sie zwar meist älter als die Männer, aber sie werden viel schneller abhängig, und sie leiden rascher an alkoholbedingten Folgeerkrankungen wie Leberzirrhose und hirnorganischen Störungen. Kritisch ist auch der Befund bei Jugendlichen. Viele beginnen mit dem Alkohol schon vor dem 14. Lebensjahr, bereits über 15% der 14- bis 24jährigen weisen Merkmale des Alkoholmißbrauchs auf.

Es gibt weitere erschreckende Daten: 1997 war mindestens jeder sechste tödlich Verletzte das Opfer eines Verkehrsunfalls, bei dem ein Beteiligter alkoholisiert war. Die Wirtschaft geht davon aus, daß jeder zehnte Mitarbeiter Alkoholiker ist, jede sechste Kündigung hängt mit Alkoholproblemen zusammen. Die jährlich unter Alkoholeinfluß verursachten volkswirtschaftlichen Schäden erreichen bis zu 50 Milliarden DM.

Ungeachtet dessen werden die Ausgaben für die Therapie und Rehabilitation von Alkoholkranken immer drastischer beschnitten. Fachleute warnen eindringlich, daß den kurzfristig erzielten Einsparungen Folgeschäden gegenüberstehen werden, die weit höher liegen. Im übrigen partizipiert der Staat nicht schlecht an der

Sucht. Die Steuereinnahmen auf Alkohol machen rund sieben Milliarden DM jährlich aus.

Der Alkoholkonsum in Deutschland stagniert seit einigen Jahren auf hohem Niveau, das im Osten etwas höher liegt als im Westen. Der Verbrauch ist in den letzten Jahren nur geringfügig gesunken. Pro Kopf konsumierten die Deutschen 1996 rund 10,9 Liter reinen Alkohol. Das entspricht einem durchschnittlichen Verbrauch von täglich ca. 30 Gramm reinem Alkohol, unter Einrechnung von Kindern, alten und abstinenten Menschen. Einige Millionen Menschen liegen jedoch weit über diesem Durchschnitt : Ein Viertel der Bevölkerung verbraucht drei Viertel des gesamten Alkohols. Mit diesem Konsum findet sich Deutschland trotz leicht sinkender Tendenz nach wie vor in der Spitzengruppe aller Länder. Zum Vergleich: In Italien werden pro Kopf und Jahr 8,7 und in Schweden 5,3 Liter reiner Alkohol genossen.

Immerhin leben inzwischen 10% der Erwachsenen in der Bundesrepublik alkoholfrei. Ihnen liegt nichts an Alkohol oder sie vertragen ihn aus medizinischen Gründen nicht; auch die abstinenten Alkoholiker gehören zu dieser Gruppe.

Es gibt keine „sichere" Menge

Auch für nicht abhängige Menschen gibt es keine definitiv „sichere" Menge Alkohol, die täglich konsumiert werden kann. Allenfalls kann man sich an risikoarmen Trinkmengen orientieren. Die folgenden Werte basieren auf neuesten Untersuchungen, in deren Verlauf frühere Empfehlungen deutlich nach unten korrigiert wurden. Danach sind für gesunde Männer täglich rund 30 Gramm reiner Alkohol erlaubt, was etwa drei Glas Bier (à 0,25 Liter) oder drei Achtel Wein entspricht. Für gesunde Frauen empfiehlt sich als Höchstmenge 20 Gramm, das sind zwei Glas Bier oder zwei Achtel Wein.

Farblos und von brennendem Geschmack: Das ist Ethanol, jene Flüssigkeit, die in unterschiedlicher Konzentration ein alkoholisches Getränk ausmacht. Korrekt heißt die Droge Ethylalkohol (chemische Formel: C_2H_5OH). Neben Tabak ist Alkohol die einzige erlaubte und gesellschaftlich legitimierte Droge. „Wenn es so etwas wie ein Recht auf Rausch gibt, dann darf dieser hierzulande einzig mit Ethanol erzeugt werden. Dabei ist Alkohol, betrachtet man seine Langzeitwirkungen und körperlichen Folgeschäden, vermutlich das schädlichste unter den bekannten Rauschmitteln," so in „GEO" in dem Sonderheft „Sucht und Rausch".

31

Die Medien und die Werbung sind voll von Botschaften über die angeblich gesundheitsfördernde Wirkung des Alkohols. Mit den Worten „Maßvoller Alkoholkonsum ist gesund und wirkt lebensverlängernd" wurde 1997 beispielsweise ein Professor (für Brauereitechnologie) zitiert. Ein Sportmediziner pries Wein als förderliches Mittel zur Durchblutung der Leber, und die Ärztezeitschrift „Medical Tribune" verbreitete die Ansicht: „Auch Rotweinpulver schützt Gefäße."

Solche Aussagen halten neuen wissenschaftlichen Erkenntnissen nicht stand. *„Alkohol fördert nicht die Gesundheit"* – so das lakonische Resümee einer Arbeitstagung von ausgewiesenen Experten, die die Deutsche Hauptstelle gegen die Suchtgefahren (DHS) 1998 in Heidelberg veranstaltete. Danach senkt sehr geringfügiger Alkoholkonsum höchstens das Risiko für wenige, sehr seltene Erkrankungen.

Bereits Mengen, die die Gesellschaft noch als harmlos ansieht, steigern das Risiko einer Vielzahl von Erkrankungen. Betroffen davon sind nicht nur abhängige Alkoholiker, sondern auch die Menschen, die „nur" Alkoholmißbrauch betreiben. Keine Rolle spielt es, ob „weiche" Getränke wie Bier und Wein oder „harte" wie Schnaps getrunken werden – der Alkohol wirkt sich gleichermaßen schädlich auf den Organismus aus.

Ein Zell- und Nervengift

Die Palette der möglichen Folgeerkrankungen durch Alkohol ist reichhaltig: Es gibt kein Organsystem, das nicht durch Alkoholmißbrauch geschädigt werden kann, da Alkohol durch die Blutbahn praktisch an jede Stelle des Körpers gelangt. In kleinen Mengen hat Alkohol zwar die Funktion eines Genußmittels, in größeren Dosen ist er ein Zell- und Nervengift. Wer zuviel zu schnell trinkt, riskiert eine tödliche Alkoholvergiftung (nicht erst durch die „Flasche Schnaps ex"). Dem steht nur scheinbar die Erfahrung entgegen, daß chronische Trinker eine Zeitlang enorme Mengen „vertragen" können. Uns sind Fälle bekannt, in denen ein Mann mit 5,3 und eine Frau mit 4,8 Promille in die Klinik eingeliefert wurden. Beide überlebten, da ihr Organismus an diese extremen Mengen gewöhnt war. Ein Mensch mit geringerer Alkoholtoleranz, also weniger Gewöhnung an Alkohol, wäre daran gestorben, diese beiden ohne ärztliche Hilfe vielleicht auch. Diese Toleranzentwicklung ist ein typisches Merkmal des Suchtmittels Alkohol; wer regelmäßig viel davon konsumiert, verträgt ihn immer „besser."

Für den Laien fängt es relativ harmlos an. Zunächst wirkt Alkohol appetitsteigernd. Bei chronischem Konsum in größeren Mengen führt er meist jedoch zu Appetitmangel, da der Magen-Darm-Trakt gestört ist. Dies bewirkt einen Eiweiß- und Vitaminmangel. Viele Alkoholiker magern ab; andere dagegen wirken durch Wasseransammlungen in Bauch und Beinen aufgeschwemmt. Das aufgedunsene Gesicht mit den trüben Augen, der roten Nase und den geplatzten Äderchen sind das Erkennungszeichen vieler (nicht aller) Trinker.

Die Fachleute wissen, daß die Auswirkungen des Alkohols viel gravierender sein können. Betrachten wir zunächst die neurologisch-psychiatrischen Folgen des Alkoholismus. Da Alkohol ein Nervengift ist, sprechen wir bei den akuten Trinkfolgen von einer „Intoxikation", also einer Vergiftung. Einleuchtend ist, daß eine Vergiftung um so gefährlicher ist, je mehr von dem Gift in den Körper gelangt ist. Da ist zunächst der einfache Rausch: Er ist nicht nur von der Menge des Alkohols abhängig. Eine Rolle spielen auch Faktoren wie Geschlecht, Körpergewicht, allgemeiner gesundheitlicher Zustand. Wichtig ist zudem, ob vorher gegessen wurde, ob schnell oder langsam getrunken wurde, ob der Betreffende an Alkohol gewöhnt ist oder nicht.

Der einfache Rausch führt am ehesten zu Verhaltensstörungen im Sinne einer Enthemmung. Neurologisch wird die Koordination der Motorik, d. h. der Bewegungen und der sprachlichen Artikulation beeinträchtigt. Ab etwa 3 Promille Alkoholge-halt im Blut spricht man von einem schweren Rausch, ab 5 Promille muß ohne ärztliche Behandlung mit dem Tod gerechnet werden. Räusche müssen nicht immer von der Menge des Getrunkenen abhängig sein. Es gibt komplizierte Räusche, die zu Gereiztheit, Angst und Weinerlichkeit führen, eventuell auch zu Aggressivität. Der Rausch kann auch das Kurzzeitgedächtnis in Form des „Filmrisses" beeinflussen.

Das Alkohol-Entzugssyndrom

Nach schwerem Trinken stellt sich oft das Alkohol-Entzugssyndrom ein. Wie schon beschrieben, kann es zu Brechreiz, Durchfällen und Appetitstörungen kommen, zu Kreislaufstörungen, besonders mit starkem Herzrasen. Das Vegetative Nervensystem produziert Schlafstörungen (z. B: Alpträume) und Schweißausbrüche. Im neurologischen Bereich finden sich Zittern, Artikulationsstörungen und Bewegungsstörungen, auch Wahrnehmungsstörungen im Fühlen, epileptische Anfälle mit Bewußtlosigkeit und Krämpfen. Als psychische Störungen fallen innere Unruhe, erhebliche Verstimmungen, Bewußtseinsstörungen und bisweilen Halluzinationen auf. Das Entzugssyndrom dauert einige Tage, in schweren Fällen aber auch wenige Wochen.

Ab 3 Promille spricht man vom schweren Rausch. Ab 5 Promille ohne ärztliche Hilfe mit dem Tod gerechnet werden

33

Eine extreme und sehr gefährliche Form des Entzugs ist das Delirium tremens, das Alkoholdelir, das schnellstens und kompetent behandelt werden muß, am besten auf einer Intensivstation. Unbehandelt endet es in 20% der Fälle tödlich. Das Delir tritt in selteneren Fällen auch während eines Trinkexzesses auf. Die wichtigsten Symptome sind Bewußtseinsstörungen, Desorientiertheit (der Betroffene weiß nicht, wo er sich befindet, kann die Zeit nicht angeben), psychomotorische Unruhe (er nestelt ständig herum, ist sehr fahrig). Die Stimmung ist gestört, den Kranken überfallen große Ängste, die Hände zittern unkontrolliert. Es kommt zu Halluzinationen: Der Delirante sieht etwa die berühmten „weißen Mäuse". Es können aber auch Spinnen, Schlangen oder andere, meist als unangenehm erlebte Tiere sein. Er nimmt sie so realistisch wahr, daß er sie vom Bett verscheuchen kann – wohin sie aber sofort zurückgekrabbelt kommen, wie es für ihn aussieht. Dazu kommen noch vegetative Störungen wie starkes Schwitzen, Herzrasen, manchmal auch hohes Fieber. Epileptische Anfälle sind häufig. Während des Delirs fällt der Kranke auch auf durch seine Neigung zu Konfabulationen: d. h., er füllt scheinbare oder tatsächliche Lücken in seinem Wissen auf, ist dabei empfänglich für Suggestionen. Hält man ihm ein weißes Blatt hin und bittet ihn, diesen Brief vorzulesen, wird er einen Brief „vorlesen"; bittet man ihn, das auf dem leeren Blatt befindliche Bild zu beschreiben, wird er ein Bild beschreiben. Während eines Delirs ist das Gehirn so weit gestört, daß es keine Gedächtnisleistungen erbringt – wer ein Delir hatte, kann sich später nicht daran erinnern.

Während des neurologisch bedingten Delirs kann eine weitere lebensbedrohliche organische Komplikation auftreten: die Wernicke-Enzephalopathie, gekennzeichnet durch Bewußtseinstrübung, Bewegungsunsicherheit, Lähmung der Augenmuskeln und Pupillenstörung sowie einen Nystagmus, d.h. die Augen können sich nicht auf einen Punkt fixieren, sondern „zittern" hin und her. Sofortige ärztliche Behandlung ist dringend erforderlich!

Endstation Korsakow

Nach einem Delir oder nach einer Wernicke-Enzephalopathie kann sich das Wernicke-Korsakow-Syndrom entwickeln, meist sehr langsam, aber mit schlechter Prognose. Zeigen sich anfangs Störungen der Konzentrationsfähigkeit, Störungen des Alt- und Neugedächtnisses, der Orientierung hinsichtlich Zeit, Ort und Situation sowie Nervenstörungen, ist der Endzustand trostlos: Der Patient erkennt seine engsten Angehörigen nicht, ist völlig desorientiert, kann sich nichts mehr merken, ist ständig aufsichts- und pflegebedürftig. Der „Korsakow" gilt als Endstation im Verlauf der Alkoholkrankheit.

Es gibt auch andere Alkohol-Psychosen, unabhängig vom akuten Alkoholentzug, die oft über Monate andauern: Auch dabei finden sich Halluzinationen, meist aber in Form von Stimmenhören, begleitet von starken Angstgefühlen, die bis zu Panik und Selbstmord führen können.

Durch übermäßigen Alkoholkonsum werden Gehirn und Nerven geschädigt. Störungen des Gehirns zeigen sich oft als Störungen der Wahrnehmung, der Aufmerksamkeit, der Konzentration, der Bewegungen, des Gedächtnisses und der Abstraktionsfähigkeit. Auch starke Verstimmungen, Depressionen, und Veränderungen der Persönlichkeit sind oft Folge der Schädigung des Gehirns, ebenso epileptische Anfälle, die bei bis zu 35% der Alkoholiker vorkommen. Bei jedem fünften Alkoholiker werden die Nervenbahnen chronisch gestört. Es kommt zu Muskelkrämpfen und Lähmungen – zumeist an den Beinen in Form der „Polyneuropathie". Immerhin bessern sich sowohl die Hirnschäden als auch die Nervenschäden oft, wenn der Kranke nicht mehr trinkt. Mancher Alkoholiker endet aber im Rollstuhl.

Soweit die Folgen des Nervengifts Alkohol. Die internistischen Folgeerkrankungen sind wesentlich bekannter. Von der Leberzirrhose als Folge des Alkoholismus hat jeder schon gehört, sie ist nach dem Selbstmord die zweithäufigste Todesursache der Alkoholiker. Die Leber ist das zentrale Stoffwechselorgan, eine kleine höchst leistungsfähige „chemische Fabrik". Sie hat auch den Abbau des Alkohols zu bewältigen, wobei nach und nach die normalen Stoffwechselvorgänge zugunsten des Alkoholabbaus zurückgedrängt werden. Außerdem fördert Alkohol die Ansammlung von Fett in der Leber, es kommt zur „Fettleber". Das Tückische: Lange Zeit verursacht die Fettleber keine Beschwerden, erst allmählich macht sie sich durch Schmerzen und Druckgefühl auf der rechten Seite des Oberbauchs und durch Übelkeit bemerkbar. Die Leber verzeiht viel: Schon nach wenigen Wochen der Enthaltsamkeit kann sie sich regenerieren – wenn der Krankheitsprozeß nicht bereits unumkehrbar ist. Wenn der Alkohol Zellen in der Leber direkt zerstört, tritt eine Entzündung des Organs („Alkoholhepatitis") auf. Dem schließt sich die Schrumpfung der Leber, ihre stetiges Absterben an – die Leberzirrhose. Das starke, oft schwallartige Erbrechen von Blut oder Blut im Stuhl sind besonders gefährliche Komplikationen einer Leberzirrhose. In der Hälfte der Fälle von Leberzirrhose haben sich an der Speiseröhre, manchmal auch im Magen, Venen

35

erweitert, „Krampfadern" gebildet, die sehr leicht zerreißen können. Die folgenden Blutungen sind lebensgefährlich, nach mehrfachem Auftreten in der Regel tödlich.

Alkohol führt auch zu einer Vielzahl anderer Erkrankungen oder begünstigt sie, etwa Entzündungen der Speiseröhre, der Magenschleimhaut, der Leber und der Bauchspeicheldrüse. Es kommt zu Störungen im Darm, die u. a. dazu führen, daß Elektrolyte und das wichtige Vitamin B_{12} nicht ausreichend aus der Nahrung entnommen werden können. Weitere Folgen sind Bluthochdruck, zu hohe Cholesterinwerte, Herzschäden, Nierenschäden, Hautschäden und Schädigungen des Knochenmarks. Der Mineralstoffwechsel wird gestört, der Organismus erhält zu wenig Zink, Magnesium und Kalium. Die Infektionsanfälligkeit steigt enorm. Die Liste der möglichen Schädigungen ist fast endlos: Alkohol sorgt für eine verminderte Hormonbildung, beim Mann leidet die Potenz bis hin zur Impotenz.

Glaubten vor einigen Jahren noch die Orthopäden, wenigstens ihr Fachgebiet bleibe von den Folgen der Alkoholkrankheit verschont, wissen sie es inzwischen besser: Auch das Knochensystem wird geschädigt. Die erhebliche Zunahme der Osteoporose besonders bei Männern wird auf den höheren Alkoholkonsum zurückgeführt.

Ein Faktor für Krebs

Alkohol spielt auch eine große Rolle bei der Entstehung von Krebs. Bereits kleinere Trinkmengen steigern das Risiko des Dickdarmkrebses um über das Dreifache. Das Risiko, an Speiseröhrenkrebs zu erkranken, steigt bei einem Konsum von mehr als 80 Gramm Alkohol pro Tag um das 18fache. Frauen, die zuviel trinken, müssen mit einer höheren Gefährdung durch Brustkrebs rechnen. Und schließlich sind bei der Entstehung von Leberkrebs Faktoren wie die alkoholbedingte Leberzirrhose und andere spezifische Wirkungen des Alkohols in der Leberzelle am Krebsgeschehen beteiligt.

Wie es endet

Die Lebenserwartung eines Alkoholikers, der nicht den Weg in die Trockenheit findet, liegt um rund zehn Jahre unter dem normalen Durchschnitt. Einzelne Abhängige werden trotzdem relativ alt. Der Körper ist zäh, und so schleppen sie sich durch die Jahre. Aber ihr Leben ist ein langsamer Untergang. Der Alkoholiker vereinsamt, er verliert seine Freunde und Bekannten, oft rutscht er in die Verarmung ab, er verkommt äußerlich und innerlich. Am Ende scheint der Tod eine Erlösung für den Kranken.

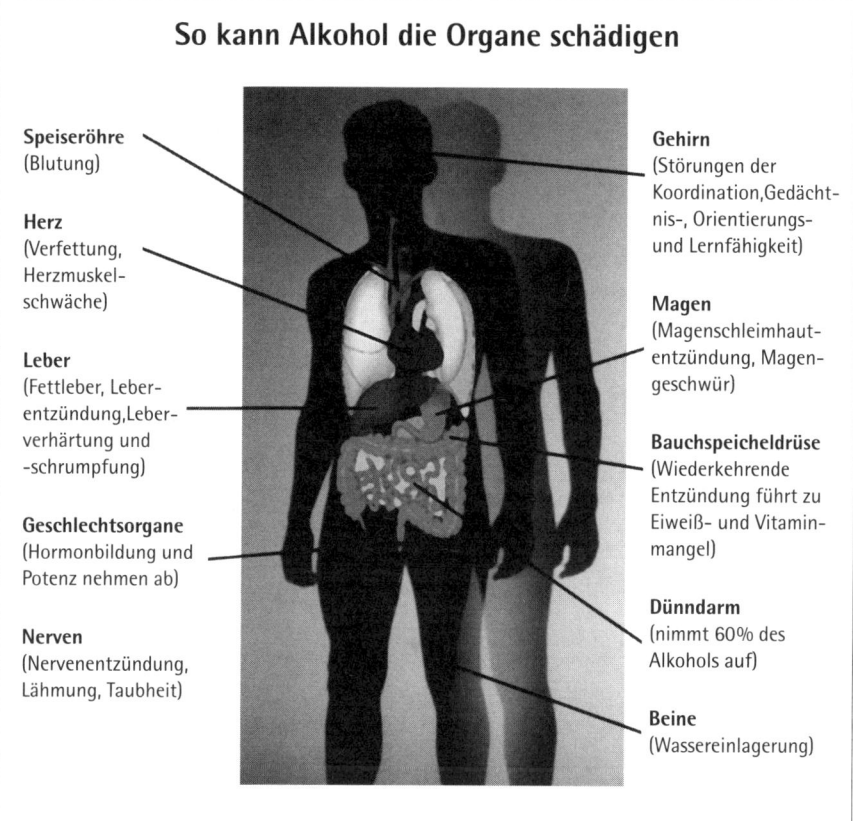

So kann Alkohol die Organe schädigen

Speiseröhre
(Blutung)

Herz
(Verfettung,
Herzmuskel-
schwäche)

Leber
(Fettleber, Leber-
entzündung,Leber-
verhärtung und
-schrumpfung)

Geschlechtsorgane
(Hormonbildung und
Potenz nehmen ab)

Nerven
(Nervenentzündung,
Lähmung, Taubheit)

Gehirn
(Störungen der
Koordination,Gedächt-
nis-, Orientierungs-
und Lernfähigkeit)

Magen
(Magenschleimhaut-
entzündung, Magen-
geschwür)

Bauchspeicheldrüse
(Wiederkehrende
Entzündung führt zu
Eiweiß- und Vitamin-
mangel)

Dünndarm
(nimmt 60% des
Alkohols auf)

Beine
(Wassereinlagerung)

Von den Beinen bis zum Gehirn – es gibt praktisch keinen Bereich, den der Alkohol nicht schädigt

Nichts beweist deutlicher als der Selbstmord, in welch ausweglose Verzweiflung Alkoholiker geraten können. Sie sind aus vielen Gründen besonders gefährdet, so infolge depressiver Symptomatik, Angsterkrankungen und sozialer Probleme. Jeder vierte Alkoholkranke unternimmt irgendwann einmal einen Suizidversuch, wobei Frauen doppelt so stark gefährdet sind. Selbstmord gilt als häufigste Todesursache bei Alkoholismus. Genaue Zahlen sind deshalb so schwer zu erheben, weil sich häufig auch Nicht-Alkoholiker den Mut zu einem Selbstmordversuch antrinken oder zusätzlich zum Alkohol Medikamente nehmen, um „ganz sicherzugehen". Aber auch vorsichtige Statistiken lassen ein sehr hohes Selbstmordrisiko unter Alkoholikern erkennen, das sehr viel höher liegt als bei

37

Nicht-Alkoholikern. Wer mit Alko-holikern Umgang hat, sollte grund-sätzlich auf das Selbstmordrisiko achten und entsprechende Ankündi-gungen immer ernstnehmen! Fast jeder Alkoholiker, der einen Selbst-mordversuch unternimmt, spricht vorher darüber, wenn auch oft nur in verschlüsselter Form.

Unter abstinenten Alkoholi-kern ist dagegen das Selbstmordrisiko nicht länger erhöht. Sie haben ge-lernt, selbst wenn sie unter Depres-sionen leiden, mit Problemen sehr bewußt umzugehen, sich, falls not-wendig, gezielt Hilfe zu suchen. Außerdem können sie in vielen Fällen in ihrer Selbsthilfegruppe aufgefan-gen werden. Viele Alkoholiker leiden irgendwann im Verlauf ihrer Krank-heit unter Depressionen. Diese kön-nen unabhängig von der Alkohol-erkrankung bestehen, vor der Alko-holerkrankung aufgetreten sein, diese mitverursacht haben oder auch als Begleiterkrankung auftreten.

Starker Alkoholkonsum be-günstigt Depressionen, während eines Entzugs findet sich psychisch und stoffwechselbedingt eine besonders starke Neigung zu depressiver Symp-tomatik. Sie nimmt in der Abstinenz wieder ab. Patienten, die schon vor ihrer Alkoholerkrankung mit Depres-sionen zu kämpfen hatten, können auch danach noch lange darunter lei-den. Hier kann eine Psychotherapie, besonders die Kognitive Verhaltens-therapie (s. a. Kap. 4) helfen. Ange-zeigt ist möglicherweise – aber frühe-stens vier Wochen nach einem Entzug – der Einsatz antidepressiver Medika-mente. Diese Arzneimittel können wohlgemerkt nur gegen die Depres-sion wirken, nicht gegen die Alkohol-krankheit.

Wer wird abhängig?

Zum Schluß dieses Kapitels noch ein kurzer, aber wichtiger Exkurs zu der Frage, wer alkoholabhängig werden kann, welche Gründe es geben kann. Obwohl 90% der Erwachsenen Alko-hol konsumieren, werden „nur" ca. 10% von ihnen Probleme mit dem Suchtmittel Alkohol bekommen und verblüffenderweise nicht die 10% mit dem höchsten Verbrauch. Die Gründe sind komplex. Galt Alkoholismus un-ter dem Einfluß des Nationalsozialis-mus in Deutschland einige Zeit als Erbkrankheit, setzte sich nach 1945 zunächst die gegenteilige Meinung durch, daß die Sucht von der Umwelt geprägt werde. Dabei spielte u. a. die Beobachtung eine Rolle, daß Kinder von alkoholkranken Eltern häufiger ebenfalls abhängig werden.

Inzwischen hat sich eine diffe-renziertere Sichtweise durchgesetzt. *Daß* genetische Bedingungen eine Rol-le spielen, muß inzwischen als gesi-chert gelten, *wie*, ist aber in mancher Hinsicht noch unklar. Immerhin haben Familien-, Zwillings- und Adoptionsstudien einen genetischen Einfluß zweifelsfrei gezeigt. Verwandte ersten Grades von Alkoholabhängigen haben ein etwa siebenfach höheres Risiko, selbst abhängig zu werden. Mit den genetischen Einflüssen wirken gleichzeitig Umwelteinflüsse und schließlich das Suchtmittel Alkohol selber.

Für den am Alkoholismus Erkrankten ist das relativ zweitrangig, denn es bringt ihn nicht viel weiter. Er muß sehen, wie er mit der Krankheit richtig umzugehen lernt.

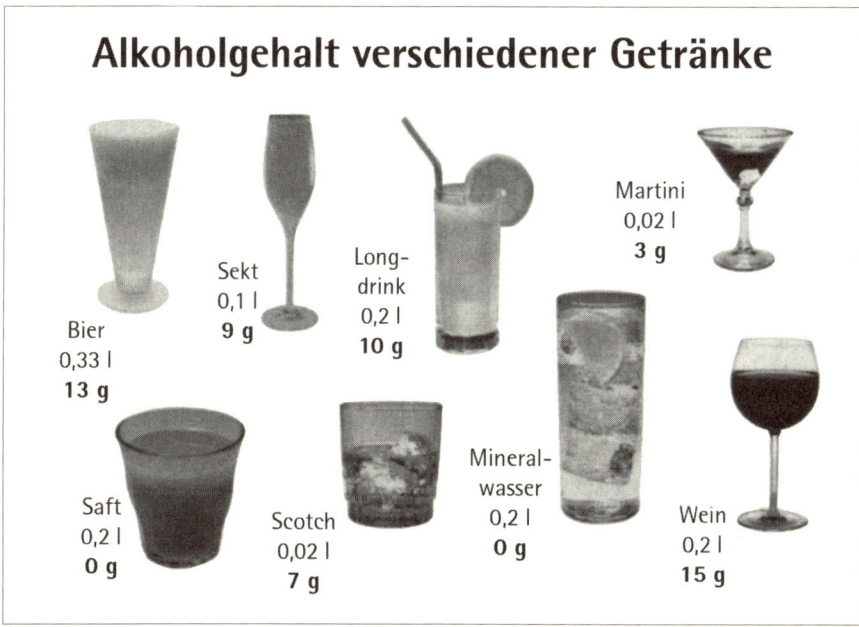

Alkoholgehalt verschiedener Getränke

Bier
0,33 l
13 g

Sekt
0,1 l
9 g

Long-
drink
0,2 l
10 g

Martini
0,02 l
3 g

Saft
0,2 l
0 g

Scotch
0,02 l
7 g

Mineral-
wasser
0,2 l
0 g

Wein
0,2 l
15 g

Getränke enthalten unterschiedlich viel Alkohol. Für Abhängige gilt der Richtwert „0 g"

„Selbstmord, schneller oder langsamer, ein plötzlicher Sturz oder ein jahrelanges allmähliches Zerrinnen – das ist der Preis, den König Alkohol fordert. Keiner seiner Freunde entrinnt je der Bezahlung seiner Schuld."

Jack London

Der erste Schritt

Vielleicht sind Sie sich noch nicht schlüssig – trinke ich normal, trinke ich nur gelegentlich zuviel oder trinke ich abhängig? Sie können das selbst überprüfen, probieren Sie es einfach aus! Prüfen Sie sich, aber nicht nur anhand eines einzigen Abends oder weniger Wochen. Betrachten Sie Ihr Trinkverhalten über einen längeren Zeitraum und zu verschiedenen Anlässen. Können Sie mit Alkohol so umgehen, wie „normale" Menschen, können Sie das Glas auch stehenlassen, ohne besondere Anstrengung, ohne „Trinkpläne" und andere Rituale? Oder gibt es immer wieder „Ausrutscher"? Trinken Sie mehr als Sie sich fest vorgenommen hatten? Spüren Sie, daß etwas nicht stimmt? Wenn ja, wollen Sie etwas dagegen unternehmen?

Für den Fall, daß Sie etwas tun wollen – Gratulation, denn diese Entscheidung ist vermutlich die beste, die Sie seit langen Jahren getroffen haben. Sie beweisen Einsicht, Mut und Konsequenz. Sie räumen vor sich selbst ein, daß Sie mit dem Alkohol nicht mehr zurechtkommen, und Sie wollen das ändern. Ab jetzt kann es nur aufwärts gehen. Bitte prüfen Sie aber, weshalb Sie mit dem Trinken aufhören wollen. Für Ihre Frau, Ihren Mann, die Kinder, für Ihren Job ? Das alles sind gute Gründe, aber sie reichen nicht. Viel wichtiger ist, *daß Sie es für sich selbst tun wollen*. Wenn Sie aufhören wollen, sollten Sie das nicht mit Bedingungen verknüpfen („Ich trinke nicht mehr, wenn meine Frau zurückkommt" oder „damit der Chef endlich Ruhe gibt"). Die Entscheidung für ein Leben ohne Alkohol muß bedingungslos sein, denn sonst trägt sie nicht weit.

Doch ganz konkret: wer kann helfen in dieser ersten Orientierungsphase? Sprechen Sie sich mit Ihren Angehörigen aus, bereden Sie die ersten Schritte. Vielleicht kennen Sie jemand in Ihrem Freundes- und Bekanntenkreis, der den Weg in die Abstinenz schon gegangen ist. Sprechen Sie auch mit ihm darüber, was zu tun ist. Im Telefonbuch finden Sie die örtlichen Suchtberatungsstellen. In Großstädten sind dort auch die Selbsthilfegruppen verzeichnet. Diese unterhalten oft einen Telefondienst für erste Informationen. In vielen Großbetrieben gibt es mittlerweile Suchtberater. Adressen erfahren Sie auch über das Gesundheitsamt oder die Telefonseelsorge – beim Anruf können Sie anonym bleiben. Lassen Sie alle Ängste und die Scham hinter sich, suchen Sie den Kontakt. Dort wird man sich freuen, daß Sie gesprächsbereit sind und Ihnen unvoreingenommen helfen. Die Suchtberater oder die Selbsthilfegruppen wissen darum, was Sie bedrückt und wie die ersten Schritte aussehen. Informieren Sie auch Ihren Vorgesetzten, daß Sie nun etwas unternehmen werden – er wird erleichtert sein.

Was spricht für, was gegen das weitere Trinken? Frank M., Ingenieur aus B. stellt für sich persönlich diese Liste des Für und Wider auf:

Pro	Contra
Belohnung	Kontrollverlust
Entspannung	Unzuverlässigkeit
Genuß	Risikobereitschaft
Erleichterung	Leichtsinn
Geselligkeit	Selbstbetrug
Abbau von Hemmungen	Existenzgefährdung
Verlust von Ängsten	Hohe Kosten
Kontaktfreudigkeit	Absinken der Hemmschwelle
Anerkennung	Spontaneität
	Verlust des Schamgefühls
	Zerknirschtheit
	Mich der Lächerlichkeit preisgeben
	Unruhe
	Schlafstörungen
	Interessenverlust
	Partnerschaftsprobleme

Lohnt sich das weitere Trinken? Oder sind die „Folgekosten" nicht doch zu hoch?

Der Entzug

Beim Hausarzt sollten Sie untersuchen lassen, wie es Ihnen körperlich geht. Wenn die Alkoholkrankheit schon weiter fortgeschritten ist, steht die Entscheidung an, wie Sie erst einmal organisch einigermaßen wiederhergestellt und vom Alkohol auf Abstinenz umgestellt werden können. Ihrem Organismus muß der Alkohol entzogen werden, um zunächst die akute körperliche Abhängigkeit zu unterbrechen. Die Entziehung, auch Entgiftung genannt, erfolgt meist stationär in einer Klinik und dauert in der Regel zwischen acht und 14 Tage. Die Überweisung dafür stellt Ihr Hausarzt aus.

Mit der Entziehung wird erreicht, daß der Körper wieder ohne Alkohol funktionieren kann, also nicht mehr den Nachschub von Alkohol zum Funktionieren braucht. Medikamente sind oft notwendig, um epileptische Anfälle oder ein Delir zu verhindern, um den Körper bei seiner Umstellung zu unterstützen.

Es gibt psychiatrische Kliniken, die auf Entzüge spezialisiert sind, aber auch Abteilungen in „normalen" Krankenhäusern und Privatkliniken. Sie müssen in der Klinik mit gewissen Einschränkungen Ihrer Bewegungsfreiheit rechnen, dürfen z. B. den Klinikbereich nicht verlassen. Gerade in den ersten Tagen des Entzugs, in denen Sie der Suchtdruck unvermittelt überfallen kann, ist das in Ihrem eigenen Interesse. Psychiatrische Kliniken werden von manchen gefürchtet und abgelehnt, zumal sie dort auch mit anderen psychisch Kranken zusammenkommen. Aber fachlich sind Sie dort meist gut aufgehoben. Auch in normalen Kliniken sind die medizinischen Standards gut, doch leider gibt es gelegentlich noch Ärzte, Schwestern und Pfleger, die spüren lassen, wie wenig sie von Alkoholikern halten.

Dabei sind Sie ein Patient wie jeder andere, mit dem Anspruch auf die beste Versorgung und menschliche Zuwendung. Es empfiehlt sich daher, die Klinik für den Entzug überlegt auszuwählen. Fragen Sie in der Suchtberatungsstelle oder Ihren Hausarzt gezielt um Rat. Noch besser ist es, wenn Sie bereits erste Kontakte zu einer Selbsthilfegruppe haben – dort kann man Ihnen sicher mit entsprechenden Adressen weiterhelfen.

Ein Tip: Wenn Sie noch ein paar Tage warten müssen, bis ein Bett frei ist, sollten Sie nicht krampfhaft „trocken" bleiben. Versuchen Sie zwar, diese Tage mit möglichst wenig Alkohol zu überbrücken, aber ein abrupter Entzug ohne ärztliche Aufsicht wäre ein Schock für Ihren Körper mit unkalkulierbaren Folgen. Auch den Ärzten ist es lieber, wenn Sie mit ein wenig Alkohol im Blut kommen, wobei die Betonung auf „ein wenig" liegt. Einen „letzten Schluck" nehmen Sie bitte nicht mit ins Krankenhaus. Sie werden beim „Einlaufen" in die Klinik ohnehin kontrolliert, schon zu Ihrem eigenen Schutz.

Wenn Sie aus eigenem Entschluß in die Klinik gehen, können Sie sie auch vorzeitig wieder verlassen, auch „gegen ärztlichen Rat". Tun Sie das nicht, auch wenn Sie glauben, sich schon wieder ganz gut zu fühlen. Die Ärzte wissen, daß noch nach Tagen eines scheinbar unproblematischen Entzugs schwere Komplikationen auftreten können. Bleiben Sie so lange, wie es medizinisch geboten ist.

In leichteren Fällen kann die Entziehung auch ambulant erfolgen, allerdings nur unter ärztlicher Aufsicht. Machen Sie bitte keine Selbstentzüge, spielen Sie nicht den starken Mann oder die starke Frau. Das mag in den ersten Jahren des Trinkens, als

Wenn der
Alkohol in die
geschlossene
Abteilung der
Psychiatrie
führt

„Als Zombie unter Zombies"

Andreas W., ein Freiberufler aus M., berichtet über seinen Aufenthalt in der geschlossenen Abteilung der Psychiatrie: „Nach 14 Tagen ununterbrochenen Trinkens war ich derart am Ende, daß ich mich in eine psychiatrische Klinik flüchtete. Ich wußte, ich gehe in die ‚Klapse', aber ich sah keinen anderen Ausweg mehr, um mich zu retten. Mein letzter fast perverser Stolz gründete sich darauf, daß ich mich selbst einwies.

Hinter mir schloß sich die Stahltür mit dem kleinen Guckfenster, dann mußte ich meinen Hosengürtel, das Feuerzeug und alle spitzen Gegenstände abgeben. Die Ärzte und Pfleger waren kompetent und freundlich, doch nach einem Tag in der ‚Geschlossenen' dämmerte mir erst richtig, wo ich gelandet war. Ich war zwar freiwillig da, aber doch irgendwie entmündigt – entmündigt durch den Alkohol. In den Tagen dort erlebte ich mehr als andere in einem halben Jahr. Den alten Mann, der ständig seine Hosen runterließ, den jungen Kerl, der vor dem Fernseher im Aufenthaltsraum onanierte, die Frau mit dem erloschenen Gesicht, das junge Mädchen, das tobend mit 3,8 Promille eingeliefert und aufs Bett geschnallt werden mußte. Das Strandgut der Großstadt, das vor allem nachts angespült wurde, bekam ich zu Gesicht.

Es war Hochsommer, doch ein Mann lief im Wintermantel brabbelnd den Flur entlang – vier Schritte vor, vier zurück und das den ganzen Tag. ‚Das war mal ein angesehener Geschäftsmann, dann fing er an zu saufen', sagte mir ein Pfleger. Mir war klar, daß hier nicht nur Alkoholiker wie ich waren, sondern auch viele andere psychisch kranke Menschen – ich empfand es als meine kleine Privathölle. ‚Das sind ja alles Zombies', ging mir durch den Kopf. Und ich mußte mir zugestehen, daß ich dazugehörte : als Zombie unter Zombies."

Sie allenfalls einen schweren Kater hatten, noch hingegangen sein. Bei chronischem Alkoholismus jedoch sind die gesundheitlichen Risiken zu hoch. Bei Selbstentzug laufen Sie Gefahr, daß die Sucht Sie wieder packen kann.

Wie geht es weiter ?

Nach dem Entzug stehen Sie vor der Frage, wie es weitergehen soll. Nun geht es darum, Sie fit zu machen für ein Leben ohne Alkohol. Das geht

43

leider nicht per einfacher Willensentscheidung und rationaler Einsicht und nicht von heute auf morgen. Sie kommen jetzt in die Phase der Entwöhnung, der eigentlichen Auseinandersetzung mit dem Alkohol-Trinken-Wollen. Der Wegfall des Suchtmittels hinterläßt bei Ihnen eine deutliche Lücke, die mit Gefühlen, Erfahrungen und neuen Sicherheiten gefüllt werden muß. „Nichttrinken" soll *die* Grundlage für Ihre neuen Lebenswerte werden. Denken Sie bitte daran, daß dies ein lebenslanger Weg ist – das ist nicht leicht, ist fordernd, aber auch spannend. Sie werden sehen: Es lohnt sich wirklich.

Sie sollten in Selbsthilfegruppen gehen, Sie können auch eine Therapie, ambulant oder stationär, ins Auge fassen. Die nötigen Informationen dazu erhalten Sie in den Suchtberatungsstellen, beim Hausarzt, Ihrer Krankenkasse. Was es mit der Therapie im einzelnen auf sich hat., beleuchten wir im folgenden Kapitel dieses Ratgebers.

„Jetzt und heute"

Als Angehöriger eines Alkoholkranken können Sie erst einmal aufatmen. Bestärken Sie den kranken Partner in seinem Entschluß, endlich etwas zu tun. Lassen Sie ihn damit nicht allein, denn erstmals kommt Bewegung in die festgefahrene Problematik. Aber

lassen Sie ihm keine „Hintertürchen" mehr, lassen Sie ihm bloße Versprechungen („Nach Weihnachten ist Schluß mit dem Trinken, dann unternehme ich etwas") nicht mehr durchgehen. Verlangen Sie, daß er *jetzt und heute* etwas unternimmt.

Viele Mediziner sind mit dem Phänomen Alkoholismus überfordert. Während ihrer Ausbildung kamen sie in der Regel mit dem Thema Sucht kaum in Berührung. Nicht alle Ratschläge von Ärzten sind zutreffend. Dazu zwei Beispiele, die leider keine Einzelfälle sind. „Jetzt sind Sie schon acht Jahre trocken, da kann ein Gläschen Sekt nicht schaden", sagte der Hausarzt gutgelaunt zu seinem Patienten. Der ließ sich, da er etwas mehr über seine Krankheit wußte, glücklicherweise nicht darauf ein. Und einer Patientin, die in einem Krankenhaus höchst professionell entgiftet wurde, gab der Chefarzt folgenden Ratschlag auf den Weg: „Zu Silvester dürfen Sie auch mal ein Glas Sekt trinken, wenn Ihr Mann dabei ist." Diese konkreten Fälle belegen, daß bei manchen Ärzten noch ein erhebliches Informationsdefizit besteht, um es milde auszudrücken. Das kann fatale Folgen haben, denn so mancher Alkoholiker läßt sich das nicht zweimal sagen – trinken mit ärztlicher Genehmigung, das ist doch gut!

Prinzipiell steht die ärztliche Begegnung mit einem Alkoholkranken unter spezifischen Vorzeichen.

Der Patient neigt dazu, seinen Alkoholkonsum zu leugnen oder zu verharmlosen. In der Broschüre „Alkoholismus – Information für Ärzte" der Deutschen Hauptstelle gegen die Suchtgefahren heißt es dazu: „Der Arzt behilft sich oft damit, daß er sich nur auf das (durch Alkohol) geschädigte Organ konzentriert, obwohl er die Ursache dieser Schädigung, nämlich die Abhängigkeit von Alkohol, kennt." Beide Seiten bagatellisieren das Problem, es kommt „zu der von den meisten Alkoholikern erwünschten Alibifunktion der ärztlichen Behandlung." Die Organschäden würden vom Arzt zwar sicher diagnostiziert, doch „eine sachgerechte Behandlung der Grundkrankheit, nämlich der Alkoholabhängigkeit," werde selten eingeleitet.

Der Arzt läßt sich zudem vom Alkoholiker, der ja sehr trickreich und überzeugend sein kann, leicht täuschen. „So zwei, drei Glas – mehr trinke ich nicht und die nur am Abend!" oder „Herr Doktor, bei dem Stress muß man ja mal einen trinken, aber das habe ich im Griff!". Beliebt ist auch das Spiel mit den Leberwerten. Wenn sie, etwa nach einer mehrwöchigen Trinkpause, in Ordnung sind, gibt der Arzt gerne grünes Licht. Die Mahnung, „aber übertreiben Sie nicht", wird vom Patienten großzügig überhört. Auch Beruhigungs- und Schlafmittel mit Abhängigkeitspotential werden bisweilen noch zu leichtfertig verschrieben, mitunter auch in Großpackungen: „Wenn Sie die nehmen, brauchen Sie nicht zu trinken." Fachleute sprechen dann vom „Suff auf Krankenschein".

Natürlich gibt es viele niedergelassene Ärzte, vom Allgemeinmediziner über den Internisten bis zum Psychiater, die durchaus informiert sind und engagierte Arbeit leisten. Für den Betroffenen kommt es darauf an, sich selbst ganz ehrlich die Frage zu stellen, ob der gewohnte Hausarzt der richtige Partner in Sachen Alkohol ist. Wenn der Arzt einem schon in der Vergangenheit lästig fiel, weil er bohrte und unangenehme Fragen stellte, wenn er gar von Abstinenz, Therapie oder Selbsthilfegruppen sprach – dann sollten Sie bei ihm bleiben.

Die Selbsthilfegruppen

„Nur Du allein schaffst es, aber Du schaffst es nicht allein" – dieses Leitmotiv begleitet die Selbsthilfegruppen. Wir halten sie für unerläßlich, um Alkoholkranken eine stabile Abstinenz zu sichern. Mit Selbsthilfegruppe bleiben rund 80% der Alkoholiker dauerhaft trocken, im Alleingang schaffen es nur verschwindend wenige. Mit dem Psychoanalytiker Wolf-Detlev Rost sind wir der Meinung, daß „die Selbsthilfekonzeption bis heute der erfolgreichste Ansatz zur Hilfe bei Alkoholismus (ist), der in den vergangenen Jahrzehnten mit Sicherheit mehr Alkoholikern das Leben gerettet hat als alle anderen medizinischen und professionellen Verfahren zusammen".

Bereits im 16. Jahrhundert gab es die ersten „Mäßigkeitsvereine", ehe sich im letzten Jahrhundert die traditionellen Abstinenzverbände herausbildeten – das „Blaue Kreuz" auf evangelischer und der „Kreuzbund" auf katholischer Seite; aus den USA kamen die Guttempler. Ihnen gemeinsam war, daß sie Fremdhilfe leisteten. Erst nach und nach änderte sich ihr Selbstverständnis – sie setzen heute auf Hilfe zur Selbsthilfe. Als Begründer dieses modernen Ansatzes gelten die Anonymen Alkoholiker (AA), die in den 30er Jahren ebenfalls in den USA ihren Weg begannen. Neue Zusammenschlüsse wie die „Freundeskreise" kamen hinzu, dazu zahlreiche freie Gruppen, in denen sich ehemalige Patienten von Therapieeinrichtungen treffen. Die Deutsche Hauptstelle gegen die Suchtgefahren schätzt, daß in Deutschland etwa 8000 Selbsthilfegruppen im Suchtbereich (nicht nur zum Problem Alkohol) aktiv sind, die von jährlich etwa 120 000 Menschen besucht werden. Viel zu wenig, wenn man das Millionenheer der Alkoholkranken berücksichtigt.

Weshalb ist der Besuch einer Selbsthilfegruppe so wichtig? „Erfahrung, Kraft und Hoffnung teilen",

heißt es dazu bei den AA. Bei den regelmäßigen Zusammenkünften treffen sich Alkoholkranke jeder Altersstufe, männliche und weibliche, Leute aus dem höheren Management ebenso wie Arbeitslose, langjährig Trockene und solche, die noch kämpfen. Es ist ein Querschnitt der Bevölkerung. So unterschiedlich die einzelnen Biographien auch sind, bei allen geht es um den Alkohol.

In den Treffen oder „Meetings" finden sich Menschen, die dieses eine, existentielle Problem verbindet; sie berichten von sich selbst, von ihren Fortschritten und Niederlagen im Kampf gegen die Sucht, von ihrem Umfeld, von ihrer persönlichen Entwicklung – von allem, was auch nur mittelbar mit ihrem Alkoholismus zu tun hat. Es geht um Erfahrungen, Stimmungen und Gefühle.

Viele Alkoholiker, die erstmals eine Selbsthilfegruppe aufsuchen, machen die gleiche Erfahrung wie Heike M., Hausfrau aus M.: „Lange Jahre hatte ich das Gefühl, ich sei der einzige Mensch auf der Welt, der Probleme mit dem Alkohol hat. Bei meinem ersten Meeting fiel es mir wie Schuppen von den Augen – ich traf auf Menschen, denen es genauso ging wie mir. Und ich war nicht mehr allein."

In den Meetings können Sie sich die Last von der Seele reden, ganz offen über Ihre Probleme sprechen. Sie lernen von anderen, Sie helfen mit Ihren Beiträgen den anderen, Sie sehen Ihr Spiegelbild. „Hier sitzen die Experten", sagen die AA. Und Sie vergessen nie, auch nicht nach langer Trockenheit, woher Sie kommen, was der Alkohol einmal mit Ihnen angerichtet hat. Dieses Erlebnis der Gemeinschaft berührt auch Menschen, die sonst mit Gruppen und Vereinen wenig im Sinn haben.

„Geist gegen Weingeist"

Der therapeutische Erfolg der Selbsthilfegruppen beruht ganz wesentlich auf spirituellen Elementen. Hier lernen Sie gefühlsmäßig, Ihre Krankheit zu akzeptieren, vor dem Alkohol zu kapitulieren. Rational faßbar ist das nicht, aber es wirkt. Der Schweizer Psychoanalytiker Carl Gustav Jung hatte 1931 einen amerikanischen Alkoholiker lange behandelt und schließlich aufgegeben. Nur eine tiefere geistige Erfahrung könne ihn vom Alkohol befreien, sagte Jung damals dem Kranken. Jahrzehnte später verkürzte er diesen Gedanken auf die griffige lateinische Formel: „Spiritus contra Spiritum" – Geist gegen Weingeist.

Nicht jede Selbsthilfegruppe ist für jeden geeignet. Die AA fordern vom einzelnen wenig (nur den „*Wunsch*, mit dem Trinken aufzuhören"), aber zugleich viel. Ganz in der amerikanischen Tradition setzen die Anonymen

Alkoholiker auf Selbstverantwortung und Eigeninitiative. Die AA unterhalten sich durch eigene Spenden und lehnen jede öffentliche Förderung ab. Es werden keine Mitgliederlisten geführt, jeder kann kommen und gehen, wann er will. Jeder spricht im Meeting nur von sich, man nennt sich beim Vornamen. Herkunft, Beruf, Gehalt etc. interessieren nicht, und alles was gesagt wird, bleibt im Meetingsraum, also vertraulich.

Das hindert viele AA's nicht daran, Adressen und Telefonnummern auszutauschen und sich auch privat zu treffen. In manchen Gruppen wird die gute Praxis gepflegt, daß sich ein erfahrener trockener Alkoholiker eines Neulings annimmt und ihn als „Sponsor" auf dem Weg in die Trockenheit begleitet. Die AA's sind keine Antialkoholiker – wer mit dem Alkohol keine Probleme hat, soll ruhig dabei bleiben. Sie sind für jene da, die mit dem Stoff nicht zurechtkommen. Und sie haben großes Verständnis für alle, die „Rückfälle bauen" – Hauptsache, sie kommen wieder ins Meeting und nehmen einen neuen Anlauf.

Bei AA wird Toleranz großgeschrieben, Platz haben hier Christen, Muslime, Agnostiker, Atheisten - alle. Zwar ist im AA-Programm von einer „Höheren Macht" die Rede, der man sich anvertraut. Doch darunter kann man „Gott" verstehen oder ganz pragmatisch den „Geist der Gruppe". 47

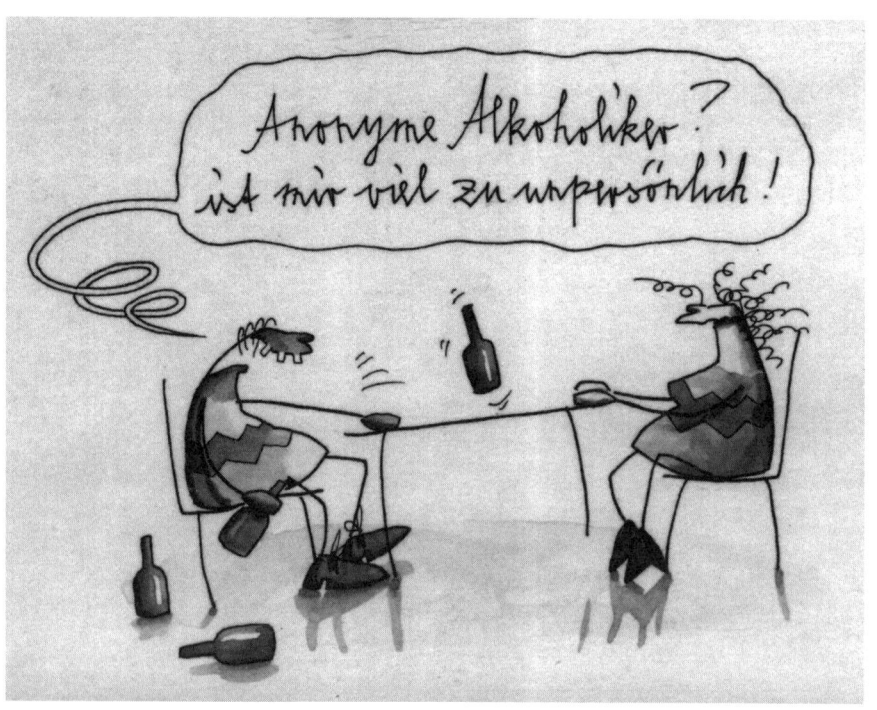

Gewinnbringend ist der Besuch von AA-Meetings nur, wenn Sie sich auch aktiv einbringen. Alibi-Besuche und passive Präsenz bringen wenig.

In jeder deutschen Großstadt finden regelmäßig eine Vielzahl von Meetings statt, arbeiten 20, 30 und mehr verschiedene Gruppen. Aber auch in Kleinstädten ist AA präsent und auf dem flachen Land. (Adressen im Serviceteil). Für Angehörige gibt es die AlAnon-Gruppen, für Kinder von Alkoholikern die Alateen-Gruppen, die nach ähnlichen Prinzipien funktionieren.

Der Internationale Guttemplerorden verfolgt einen anderen Ansatz als die AA. Die Guttempler fordern von ihren Mitgliedern strikte Abstinenz, außerdem sind sie als Bewegung prinzipiell gegen Alkohol. Die Guttempler bauen und unterhalten Suchtkliniken, sie sind in der betrieblichen Suchtberatung sehr aktiv, sie helfen bei der sozialen Wiedereingliederung von Alkoholikern, sie kümmern sich intensiv um die Familien von Alkoholkranken. Wer dort aktiv wird, hat auch die Möglichkeit, viele Freizeitangebote zu nutzen. Das kann den Start in ein trockenes, neues Leben sehr erleichtern.

Die Einhaltung der Trockenheit wird ziemlich strikt überwacht. Wer rückfällig wird, muß mit Vorhaltungen und Sanktionen rechnen. Diese Konsequenz dürfte nicht jedem gefallen, andererseits ist der Orden sicher für jene sehr geeignet, die sich um der eigenen Sicherheit willen freiwillig einem gewissen Druck aussetzen.

Das Blaue Kreuz in Deutschland e.V. und das Blaue Kreuz der Evangelischen Kirche e.V. sind Gemeinschaften, deren Mitglieder grundsätzlich abstinent leben. Die Organisationen sind offen für jeden und dem Internationalen Bund des Blauen Kreuzes angeschlossen, der in über 30 Ländern der Erde aktiv ist. Das Blaue Kreuz engagiert sich nicht nur für Betroffene, sondern auch für Angehörige.

Der Kreuzbund e.V. ist die katholische Selbsthilfe- und Helfergemeinschaft für Suchtkranke, Suchtgefährdete (auch für Medikamentenabhängige) und deren Angehörige. Er gehört dem Deutschen Caritasverband an. Gruppenarbeit und Gespräch prägen im wesentlichen die Form der Hilfe. Ein Hauptziel ist die Rehabilitation und Integration der Suchtkranken in Familie, Beruf und Gesellschaft.

Wir können und wollen Ihnen keine spezielle Selbsthilfeorganisation empfehlen. Probieren Sie aus, in welche Gruppe Sie am besten hineinpassen, wo Sie sich besonders wohlfühlen. Besuchen Sie mehrere unterschiedliche Gruppen. Wenn Ihnen die Menschen oder die Atmosphäre in einer Gruppe nicht gefallen, versuchen Sie es in der nächsten!

Keine Schwellenangst

Und überwinden Sie bitte Ihre Schwellenangst. Dort (wo sonst außer in der Therapie?) können Sie rückhaltlos über Ihr Probleme sprechen – alle anderen am Tisch werden Sie verstehen, denn alle haben oder hatten das gleiche Problem. Und wenn Sie einen Arbeitskollegen oder Nachbarn dort treffen – na und! Er wird sich freuen, daß auch Sie den Weg in die Gruppe gefunden haben. Er wird diskret sein, denn auch er kommt ja wegen dieser Krankheit in das Meeting.

Sie treffen in den Gruppen keine „Penner", keine triste Ansammlung der Mühseligen und Beladenen, sondern Menschen wie dich und mich. In den Meetings geht zwar manches unter die Haut, aber es wird auch gescherzt und gelacht. Richten Sie sich aber auch darauf ein, daß Sie dort keine Lichtgestalten, sondern Mitbetroffene mit allen normalen menschlichen Stärken und Schwächen erleben. Natürlich finden sich dort auch Frömmler, Wichtigtuer, Langredner,

Profilneurotiker, „Berufsalkoholiker" mit dem Hang zum Funktionär. Sie treffen auf manche Leute, die Sie nicht mögen. Aber das ist in Ihrem Beruf, in Ihrem Privatleben doch genauso.

Sie werden andererseits mit Sicherheit Menschen kennenlernen, die Ihnen zusagen, mit denen Sie gut reden können, mit denen Sie auch außerhalb der Gruppen gerne zusammen sein werden. Und Sie können in den Meetings Toleranz lernen, dazu Gelassenheit im Ertragen anderer Meinungen. Das kann auch Ihnen nur guttun.

Das allerwichtigste: Gehen Sie *regelmäßig* in die Meetings. Dem einen reicht ein Treffen pro Woche (weniger sollte es nicht sein), der andere fühlt sich wohler, wenn er mehrmals pro Woche in eine Selbsthilfegruppe geht. Entscheidend ist die Konstanz –

Klarheit und Selbstdisziplin sind wichtige Voraussetzungen, damit die Sucht nicht wieder ausbricht. Sie brauchen durchaus das „Erinnertwerden" an die Zeit Ihrer Abhängigkeit. Das ist keine blasse Theorie, sondern resultiert aus der Erfahrung von Millionen. Wer seine Meetings schleifen läßt, sich selbst vernachlässigt, wird meist über kurz oder lang wieder rückfällig. Der Besuch der Selbsthilfegruppen ist keine zeitlich befristete Angelegenheit, die man einer Therapie nachschaltet. Machen Sie möglichst das Meeting zu einem festen Bestandteil Ihres Lebens. Viele, die anfänglich nur zögernd und mißgelaunt („Jetzt muß ich da schon wieder hin") in ein Meeting gingen, möchten es heute nicht mehr missen. „Hier kann ich meine Batterien aufladen", nennen sie es. Auch Manager richten ihren Terminplan danach.

Wer Meetings schleifen läßt, wird über kurz oder lang leicht wieder rückfällig

Konsequenz ist alles

- Gehen Sie regelmäßig ins Meeting. Wenn es Ihnen schlecht geht, wenn es Ihnen gutgeht. Gehen Sie immer.
- Gestatten Sie sich keine Ausreden. Wenn just am Meetingsabend ein interessanter Film im Fernsehen läuft, gibt es ein Videogerät.
- Pflegen Sie persönliche Kontakte mit Menschen aus den Gruppen, die Ihnen zusagen.
- Wenn Sie ein Meeting langweilt oder frustriert, dann fragen Sich sich, ob es nicht auch an Ihnen liegt.

„Wo können wir solch einen Spiegel finden,
wenn nicht in unserem Nächsten?
Hier, in der Gemeinschaft, kann sich ein Mensch
erst richtig klar über sich werden,
sich nicht mehr als den Riesen seiner Träume
und den Zwerg seiner Ängste sehen,
sondern als Mensch, der – Teil eines Ganzen –
zu dessen Wohl seinen Beitrag leistet.
In solchem Boden können wir Wurzeln schlagen und wachsen;
nicht mehr allein – wie im Tod – sondern
lebendig, als Mensch unter Menschen!"

R. Beauvais

Wer Hilfe sucht, beweist Stärke

„**D**ie Fassade ist wieder in Ordnung, doch was geschieht nun?" – der Arzt, der in einem Frankfurter Krankenhaus Visite bei einem Alkoholkranken macht, stellt die richtige Frage. Der Kranke hat die schlimmsten Beschwerden des Entzugs hinter sich. Doch trocken ist er fürs erste nur rein körperlich. Er muß sehr viel mehr tun, um eine dauerhafte Abstinenz zu gewinnen. Die Entgiftung allein reicht keinesfalls. Viele Patienten fühlen sich rasch wieder besser, die Schrecken des Trinkens verblassen („So schlimm war es ja auch nicht"). Sie gehen wieder hinaus ins Leben – um nach einem Jahr oder auch nur einem Monat wieder in der Klinik zu landen, in einem jämmerlicheren Zustand als zuvor.

Der Entgiftung, die das akute medizinische Problem für einige Tage löst, sollte eine Psychotherapie zur Entwöhnung folgen. Sonst ist die Prognose schlecht. Es gibt nur sehr wenige Menschen, die im Alleingang trocken bleiben („Spontanverläufe"). Mehr schon schaffen es durch das Engagement in der Selbsthilfegruppe, doch viele benötigen eine Therapie. Wenn Sie an die „richtigen" Therapeuten geraten, ist dies ein Gewinn fürs Leben, über das Problem Alkohol hinaus.

Das heutige Therapieangebot ist ebenso vielfältig wie verwirrend. Da gibt es Langzeittherapien und Kompakt-Angebote, da wird in manchen Zeitungsanzeigen der Eindruck erweckt, eine körperliche Entgiftung und ein wenig sonstige „Psycho-Betreuung" würden die Sache schon richten. Hier ist größte Vorsicht geboten! Bitte bedenken Sie, daß sich Ihre Krankheit über Jahre hinweg entwickelt hat, die entsprechenden seelisch-geistigen Störungen und falsches Verhalten lassen sich nicht über Nacht wegtherapieren.

Lassen Sie sich Zeit

Lassen Sie sich soviel Zeit für die Behandlung der Sucht, wie nötig ist (für den Alkohol hatten Sie ja auch immer Zeit). Informieren Sie sich beim Arzt Ihres Vertrauens, in Suchtberatungsstellen, in Selbsthilfegruppen über die für Sie passende Therapie und den richtigen Therapeuten – nicht jeder versteht etwas davon. Als Mitglied einer gesetzlichen Krankenversicherung sind Sie in der Wahl ein wenig eingeschränkt, als Privatpatient haben Sie mehr Optionen.

In Europa haben Sie es als Patient leichter als beispielsweise in den USA. Dort, wo das soziale Netz wesentlich weitmaschiger ist, müssen die Betroffenen in der Regel zusehen, wie sie mit insgesamt vier Wochen Entgiftung und Therapie zurechtkommen. Therapie in unserem Sinne ist eher die Ausnahme. Wie meinte ein trockener US-Alkoholiker zu einem deutschen Freund: „Ihr habt es gut, denn Ihr habt die AOK. Wir haben nur Gott und AA."

Doch auch in Deutschland regieren Kostendruck und Marktmechanismen. In den früheren Zeiten der Vollbeschäftigung wurde sehr viel für die Rehabilitation eines Alkoholkranken getan. Für Arbeitslose „lohnt" das nicht mehr so, die Hemmungen, Leistungen zu kürzen, vermindern sich. Und die früher üblichen Sechs-Monats-Therapien werden von den Leistungsträgern nicht mehr genehmigt – ein ganz erheblicher Nachteil für Betroffene, bei denen es anfangs noch wenig Mitarbeit gibt. Innerhalb der sechs Monate stationärer Behandlung wurden bei diesen gleich gute Ergebnisse erzielt wie bei Patienten, die bereits voller Krankheitseinsicht und Veränderungsmotivation in die Klinik kamen.

Viele Kliniken müssen heute um ihre Existenz fürchten, einige senken die Standards. Bei manchen gibt es die Tendenz, es den Patienten so bequem wie möglich zu machen. Wiederholte Rückfälle während der Therapie, früher meist ein Ausschlußgrund, werden eher toleriert.

Das ist vordergründig für den Patienten angenehmer, ob es dem Therapieerfolg nützt, steht dahin. Andererseits entspricht es dem heutigen Verständnis der Krankheit, daß die Patienten nicht mehr wie früher strikt kaserniert und bevormundet werden.

Therapie ist keine Kur

Eine ernsthafte Therapie ist aber keine „Kur", kein „Urlaub vom Leben", sondern eine gründliche, manchmal harte, schmerzliche Arbeit an sich selbst, angeleitet und begleitet vom Therapeuten. In der Therapie geht es darum, sich allen zentralen Fragen des eigenen Lebens zu stellen, denn sie sind untrennbar mit dem Alkoholismus, jener umfassenden Erkrankung, verbunden. Der Kranke soll mit sich ins reine kommen, erkennen, wo etwas schief gelaufen ist in seiner Biographie, lernen, wie er in Eigenverantwortung sein künftiges Leben gestalten kann – und zwar trocken.

Ein guter Therapeut ist ein Begleiter bei diesem komplexen Prozeß, keine Autorität, die „zeigt, wo's lang geht". Nicht ohne Grund stammt das Wort aus dem Griechischen und heißt soviel wie „Diener, Pfleger". Viele Therapeuten sind übrigens selbst langjährig trockene Alkoholiker. Nach heutigem Verständnis wird der Patient „zum Arbeitspartner, nicht zum Arbeitsobjekt" des Therapeuten, so der Alkoholismus-Experte Prof. Dr. Lothar Schmidt.

Natürlich sind auch Therapeuten nur Menschen. Einzelne gebärden sich sogar als „Gurus". In einigen Therapieeinrichtungen werden „Schulen" begründet, wo nur die eine, allein seligmachende Lehre gilt. Auch hier ist Vorsicht geboten. So mancher Alko-

53

holkranke ist zwar trocken geworden, aber auch abhängig von seinem Therapeuten. Dafür gibt es groteske Beispiele: Ein Patient beispielsweise verbrachte regelmäßig seinen Urlaub nur noch in der Nähe der Klinik, in der er trocken geworden war. Und eine Patientin plante den Kauf einer Eigentumswohnung nahe der Klinik, um für immer in der Nähe des Meisters zu sein.

Ziel des guten Therapeuten muß es dagegen sein, sich selbst am Ende überflüssig zu machen, soll doch der Patient wieder auf eigenen Füßen durchs Leben gehen. Dem steht nicht entgegen, daß Patienten auch nach Beendigung einer Behandlung mit dem Therapeuten in Verbindung bleiben. Auf ambulanter Ebene hat es sich bewährt, daß der ehemalige Patient beispielsweise die Möglichkeit hat, bei späteren Krisen rasch einmal anzurufen oder ein paar stützende Gesprächstermine wahrzunehmen. Wer in einer Klinik war, sollte auch die Angebote zu Ehemaligen-Treffen und andere Kontakte nutzen.

Welche Therapie soll ich wählen?

Hier nun ein Überblick über verschiedene Therapien, ihre Stärken und Schwächen, wobei wir einen besonderen Schwerpunkt auf die ambulanten Angebote legen. Vor dem Hintergrund der Kostendämpfung im Ge-

sundheitswesen, in deren Folge die stationären Langzeittherapien immer mehr zurückgedrängt werden, sind die ambulanten Therapien sicher für viele eine interessante Alternative.

Die Therapie wird, in deutlicher Abgrenzung zur körperlichen Entgiftung, als Entwöhnung bezeichnet. Jede Art der Therapie setzt die aktive Mitarbeit des Behandelten voraus. Deshalb ist für jede Suchttherapie Abstinenz Voraussetzung. Von einer Therapie kann nur jemand mit „klarem Kopf" profitieren.

Welche Therapie soll ich wählen? Nun, es gibt nicht *den* Alkoholiker, also auch nicht *die* Therapie. Die Alkoholkrankheit gilt als „multifaktoriell bedingt", was bedeutet, daß ganze Bündel von Ursachen bei ihrer Entstehung eine Rolle spielen. Die in den letzten Jahren aufgekommene Bezeichnung als „biopsychosoziale Erkrankung" beschreibt, daß die Ursachen im körperlichen, psychischen und sozialen Bereich liegen. Zur Bewertung des Alkoholismus haben sich folgende Modelle herausgebildet:

Im „moralischen Modell" hat das Individuum die Verantwortung für das Entstehen wie für die Beseitigung der Alkoholkrankheit. Das schädliche Trinkverhalten folgt aus moralischen Defiziten, aus Charakterschwäche, mangelnder Willensstärke. Der Alkoholiker soll sich anstrengen, um ein ehrbares, anständiges, „trockenes" Leben zu führen.

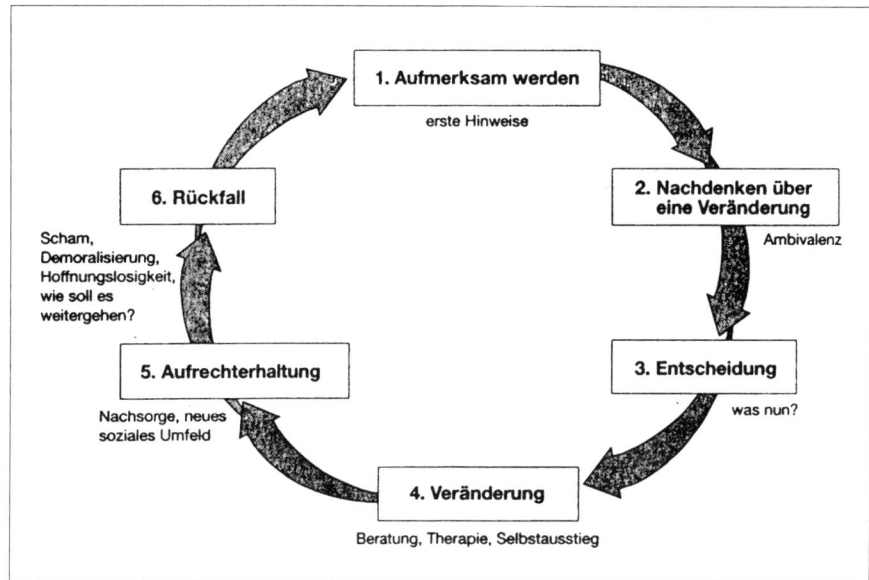

1. Aufmerksam werden
erste Hinweise

2. Nachdenken über eine Veränderung
Ambivalenz

3. Entscheidung
was nun?

4. Veränderung
Beratung, Therapie, Selbstausstieg

5. Aufrechterhaltung
Nachsorge, neues soziales Umfeld

6. Rückfall
Scham, Demoralisierung, Hoffnungslosigkeit, wie soll es weitergehen?

Der Weg in die Trockenheit bedeutet „Veränderung". Auch nach einem Rückfall ist dieser Weg offen (nach Prokoska)

Im „Aufklärungsmodell" ist der Alkoholiker zwar auch verantwortlich für die Entstehung seiner Krankheit, er wird auch hier als im Grunde „schlechter" Mensch angesehen, der sich aber helfen lassen kann, wenn er sich einer moralischen Instanz unterwirft.

Im „Ausgleichsmodell" ist der Alkoholkranke nicht verantwortlich für die Entstehung seiner Abhängigkeit, wohl aber für deren Beendigung. Der Mensch ist im Kern gut, durch eigene Anstrengungen und Hilfe durch Bezugspersonen (und Fachleute) kann er sein Problem lösen.

Im „medizinischen Modell" ist die Person weder für die Entstehung der Krankheit noch für deren Heilung zuständig. Er ist krank, für seine Heilung hat kompetentes Fachpersonal zu sorgen.

Überprüfen Sie an dieser Stelle einmal Ihre eigene Einstellung gegenüber der Alkoholkrankheit, überdenken Sie dabei noch einmal alle Informationen zum Thema, die Sie bisher erworben haben. Wie denken Sie darüber ?

In den Anfängen der Therapie orientierten sich die meisten Helfer am Aufklärungsmodell. Es war kein Zufall, daß die ersten Hilfen für Abhängige aus dem kirchlichen Bereich kamen. Heute geht die Tendenz in Richtung des medizinischen Modells. 55

Besonders deutlich wird das im Bereich der Substitutionstherapie für Drogenabhängige. Die psychosoziale Begleitung der Substitution findet kaum noch statt, der Drogenabhängige erhält vom Arzt ein Ersatzmittel (meist Methadon), demnächst vielleicht sogar das Original („Heroin auf Krankenschein"), und dann dürfte oder sollte das Suchtproblem gelöst sein. Das ist kurzsichtig – gerade beim Alkoholismus und anderen stoffgebundenen Abhängigkeitserkrankungen können Medikamente zwar begleitend helfen, aber keineswegs eine Therapie ersetzen.

Die heute überwiegend angewandte Kognitive Verhaltenstherapie – auf die wir noch detailliert eingehen – entspricht am ehesten dem Ausgleichsmodell: Diese Therapie geht davon aus, daß der Alkoholiker seine Krankheit nicht verschuldet hat, sich aber aktiv bemüht, auch mit Hilfe von anderen, sein Problem zu bewältigen.

Die stationären Therapien

Bei einer stationären Therapie werden Sie für einen festgelegten Zeitraum (der während der Behandlung noch verändert werden kann) in eine Klinik aufgenommen. Es geht um die befristete, aber konsequente Trennung von Ihrer bisherigen Lebenssituation, von Familie, Freunden und Beruf. Dahinter steckt keine böse Absicht, sondern die Überlegung, daß Sie sich zunächst ganz auf die Therapie konzentrieren sollen. Nach und nach wird es lockerer. Sie können in der freien Zeit die Umgebung ihrer Klinik erkunden, Ihre Angehörigen können Sie besuchen, vielleicht auch zu gemeinsamen Therapiesitzungen.

Im Verlauf der Behandlung, wenn Sie gefestigt genug erscheinen, sind Familien-Heimfahrten möglich, um Kontakte zu pflegen oder auch um dringende private oder berufliche Probleme zu klären.

„Ich habe die Therapie gebraucht"

Hans W., ein Richter aus M.: „In den ersten zwei Monaten meiner Therapie habe ich gar nichts begriffen. Ich war ja auch noch wie benommen. Erst dann spürte ich, wie die Therapie zu wirken begann, daß mein Therapeut und ich an das ‚Eingemachte' gingen. Noch heute, zehn Jahre danach, möchte ich diese sechs Monate nicht missen. Ich habe sie gebraucht."

Früher waren Langzeittherapien von rund sechs Monaten die Regel, heute liegt der Schwerpunkt kosten-(nicht therapie-)bedingt bei acht Wochen bis vier Monaten. Auch das klingt noch erschreckend lang. Aber lassen Sie sich davon nicht abhalten, geben Sie sich selbst eine Chance – und Zeit. Es lohnt sich.

Wie eine stationäre Therapie abläuft

Stationäre Entwöhnungsbehandlungen zwischen vier und 16 Wochen für Arbeiter und Angestellte, aber auch für freiwillig in der Bundesversicherungsanstalt für Angestellte (BfA) Versicherte, werden meist in Psychosomatischen Fachkliniken, aber auch in Psychiatrischen Krankenhäusern durchgeführt. Während sich jeder unmittelbar von seinem behandelnden Arzt in ein Psychiatrisches Krankenhaus einweisen lassen kann und dort häufig auch die Möglichkeit hat, im Anschluß an die Entgiftung eine Entwöhnungsbehandlung mitzumachen, muß *vor* Aufnahme in eine Fachklinik die Kostenfrage geklärt sein.

Prinzipiell sind in Deutschland die Krankenversicherungen für die Entgiftung und die Rentenversicherungsträger für die Entwöhnung zuständig. Informationen über die Abläufe und Zuständigkeiten geben diese Institutionen, aber auch die Suchtberatungsstellen. Handelt es sich beispielsweise um die erste Entwöhnungsbehandlung und ist die BfA der künftige Leistungsträger für die Entwöhnung, kann der Kranke nach der Entgiftung sofort in die Fachklinik zur Therapie überwiesen werden, wenn seine Krankenkasse eine „Vorläufige Kostenzusage" erteilt. Diese wird nur dann wirksam, wenn die BfA als Rentenversicherer doch nicht zuständig ist – etwa weil die Beitragszeiten nicht ausreichen oder eine Wiedereingliederung ins Erwerbsleben nicht zu erwarten ist. Mit der Direktverlegung von der Entgiftung in die Entwöhnung spart die Kasse Krankengelder, der Kranke erspart sich vielleicht einen zwischenzeitlichen Rückfall.

In welcher Fachklinik jemand einen Therapieplatz erhält, liegt grundsätzlich im Ermessen des Leistungsträgers. Der künftige Patient kann einen Wunsch äußern, die vermittelnde Stelle (Beratungsstelle, Krankenhaus) eine Empfehlung – die letzte Entscheidung liegt beim Leistungsträger. Er muß die Einrichtung anerkannt haben, er prüft auch danach in unregelmäßigen Abständen die Qualität der Einrichtung, d. h. die Qualifikation der medizinischen und therapeutischen Arbeit, das Therapiekonzept und die Hausordnung, die baulichen Voraussetzungen, die Einrichtung, die Wirtschaftlichkeit. Der Leistungsträger entscheidet auch über

Vor der Aufnahme in eine Fachklinik muß die Kostenfrage geklärt sein. Wo die Therapie stattfindet, entscheidet der Kostenträger

57

die Dauer der Behandlung. Ärzte und Therapeuten der Klinik können die Behandlungszeit verkürzen, mit individuell begründetem Bericht können sie auch eine Verlängerung beantragen.

Damit wird sichergestellt, daß die Behandlung in den Fachkliniken den nötigen Standards entspricht. Von den verschiedenen Rentenversicherungen – der BfA, den Landesversicherungsanstalten und den Knappschaften – werden diese Aufgaben überwiegend mit großer Sorgfalt und Fachkompetenz wahrgenommen.

Informationen vorab:

Falls Sie eine stationäre Therapie in einer Fachklinik planen, können Sie Informationsmaterial von dort anfordern oder in Ihrer Suchtberatungsstelle einsehen, wo man den größten Teil der in Frage kommenden Kliniken persönlich kennt. Sie können sich auch in den Selbsthilfegruppen bei den „Ehemaligen" einer Klinik erkundigen. Das ist besonders zu empfehlen, wenn Sie noch unbestimmte Ängste vor einer Therapie plagen.

Wie arbeitet eine Fachklinik? Auch bei unterschiedlichem theoretischen Ansatz wird die Behandlung überwiegend in Gruppen (meist zehn bis zwölf Personen) stattfinden, mit dem Schwerpunkt in der Gruppen-(Psycho-)Therapie.

Die Behandlung kann etwa so aussehen:

● Ausführliche medizinische und psychologische Information über Abhängigkeits- und Folgeerkrankungen

● Selbst- und Fremderfahrung innerhalb der Gruppe
   * der einzelne stellt sich vor, seine Lebensumstände, seinen Abhängigkeitsverlauf, seine Motivation für die Behandlung
   * Selbst- und Fremdwahrnehmung durch Rückmeldung in der Gruppe
   * Differenzen zwischen Eigen- und Fremdwahrnehmung, Konsequenzen daraus

● Analyse von vergangenen und bestehenden Konfliktsituationen
   * traumatische Erlebnisse in der Lebensgeschichte
   * Verarbeitungsmöglichkeiten (Selbstexploration, Verbalisation, Rollenspiel sowie Körperübungen)
   * kritische Verhaltensweisen, einschließlich Abhängigkeitsverhalten in den Bereichen Familie, Beruf und Freizeit
   * Konsequenzen der kritischen Verhaltensweisen für die innere Befindlichkeit und Beziehungen zum Umfeld
   * Auswahl und Bestimmung der Ansatzpunkte für Veränderungen

● Erarbeitung von Konfliktlösungen und Verhaltensänderungen
  * Aufstellen von Verhaltensalternativen
  * Erprobung neuer Verhaltensweisen (durch Rollenspiele, Tagebuchschreiben, Übungsaufgaben)
  * Auswertung des neuen Verhaltens (Selbstbeobachtung und Rückmeldung durch die anderen)
  * Mehrtägiges Angehörigenseminar (ausführliche medizinisch-psychologische Information für die Angehörigen, gemeinsame Bearbeitung von Beziehungs- und Kommunikationsmustern, Zukunftsplanung)

● Vorbereitung auf die Entlassung und die Zeit danach
  * zukünftige Lebensplanung für Familie, Beruf und Freizeit
  * Vorbereitung der Nachsorge (vielleicht auch schon. Besuch von Selbsthilfegruppen während der Therapie)
  * Bewußtmachung charakteristischer Auslösesituationen für Trinkverhalten
  * Selbstbehauptung in solchen gefährdenden Situationen
  * Auswirkungen der Abstinenz auf die Umweltbeziehungen
  * Auswirkungen der Abstinenz auf die Partnerbeziehung
  * Rückfallprävention

Die Vorteile der stationären Therapie:

● Die Therapie kann auch dank ihrer Dauer und Intensität helfen, wenn anfangs die Krankheitseinsicht und die Motivation zur Veränderung nicht sonderlich ausgeprägt sind. Damit erhalten auch solche Suchtkranke eine Chance, die bereits länger und stärker gestört sind.

● Die Trennung vom gewohnten Umfeld kann für den Kranken wie für die Menschen seiner Umgebung vorteilhaft sein, eingespielte ungünstige Muster in Kommunikation und Umgang werden durchbrochen;

● Der Kranke wird durch die Herausnahme aus seiner üblichen Lebens- und Arbeitssituation entlastet und hat mehr Zeit für sich zur Verfügung, die er für die Nachreifung und innere Neuorientierung benötigt.

● Die Einflüsse des Umfeldes sind geringer als bei der ambulanten Therapie, die Umgebung für den Aufbau erwünschter Verhaltensweisen sicherer.

● Das Verhalten des einzelnen ist besser zu beobachten und therapeutisch zu steuern.

● Belastungen sind leichter zu dosieren; Kriseninterventionen jederzeit möglich.

● Parallel zur Psychotherapie werden mögliche körperliche Folge-

59

schäden des Alkoholismus medizinisch sowie durch Sport- und Bewegungstherapie behandelt.

- Gesundheitsrelevante Einstellungen und Verhaltensweisen (z. B. gesunde Ernährung) werden aufgebaut.
- Die stationäre Therapie ermöglicht einen breiteren Ansatz auch weit über den verbalen Austausch hinaus. Arbeits- und Beschäftigungstherapie, Sport- und Musiktherapie ergänzen das Therapieprogramm und helfen auch Menschen, die sprachlich weniger geübt sind.
- Die stationäre Therapie bietet Beobachtungs- und Lernmöglichkeiten für den Abhängigen in einer Gemeinschaft von Gleichen; Rückmeldungen und Kritik können leichter angenommen werden.
- In vielen Kliniken finden sich Betroffene aus den unterschiedlichsten sozialen Schichten, was das Lernen miteinander und voneinander begünstigt – Alkoholismus ist klassenlos!
- Auch die Familie wird in die Therapie einbezogen, wegen der meist größeren Entfernung in der Regel aber nur an ein bis zwei Wochenenden; vorteilhaft wirkt sich oft auch in diesem Rahmen aus, daß gleichzeitig andere Familien beteiligt sind, mit denen wiederum ein Austausch möglich ist.

Die Nachteile:

- Der Abhängige lebt für Wochen oder Monate unter einer Art „Käseglocke", um dann wieder in die rauhe Wirklichkeit entlassen zu werden. Erst dort wird seine Abstinenz wirklich auf die Probe gestellt.
- Die lange Trennung von der Familie kann auch zur weiteren Entfremdung führen.
- Die lange Abwesenheit im Betrieb kann trotz Arbeitsplatzzusage die eigene Position verschlechtern.
- Schulden, eine häufige Begleiterscheinung des Trinkens, wachsen während der Therapie weiter. Das gilt auch für andere Probleme, die „liegenbleiben".

Die Privatkliniken

Eine andere Möglichkeit sind private Angebote für die stationäre Suchtbehandlung. Sie finden die entsprechenden Anzeigen in Ihrer Zeitung. Wie seriös sind solche Angebote, wie hilfreich die Therapien?

Positiv erscheint uns, daß für manchen Betroffenen die Hemmschwelle, in eine Privatklinik zu gehen, geringer ist, als wenn er den „normalen" Weg wählt, bei dem ja andere Instanzen wie Arbeitgeber, Krankenkasse und Rentenversicherung informiert werden müssen, womit die Krankheit „öffentlich" wird. Eine private Kurzzeit-Behandlung hat den eventuellen Vorteil, daß kein Außenstehender davon erfährt – die Therapie läßt sich auch in einem Urlaub realisieren. Für Unternehmer und Selbständige mit wenig Zeit, für Betroffene in exponierter Stellung ist die Privatklinik sicher eine mögliche Lösung. Außerdem bietet auch die private Klinik, sofern sie mit einem guten Konzept und erfahrenen, engagierten Fachleuten arbeitet, eine intensive und individuelle Therapie.

Im teuren „Trockendock"

Auch für den Aufenthalt in einer Privatklinik sollten Sie sich so viel Zeit wie möglich nehmen. Prüfen Sie genau, ob das therapeutische Angebot seriös ist, lassen Sie sich zuvor von Fachleuten beraten. Es gibt auch ein Geschäft mit der Sucht. So manche Einrichtung hat sich darauf spezialisiert, als „Trockendock" zu fungieren, in dem Sie zwar körperlich entgiftet werden und dies in einem komfortablen Ambiente, aber ohne eine wirkliche Therapie. Daran läßt sich sehr gut verdienen. Nach 14 Tagen Klinikaufenthalt mag es einem Behandelten zwar körperlich wieder einigermaßen gut gehen, er mag auch eine Menge guter Informationen erhalten haben, doch um neue Verhaltensweisen zu entwickeln, reicht die Zeit auf gar kei-

nen Fall. Es kann höchstens das Problembewußtsein geweckt, eine erste Einsicht vermittelt werden, daß Leben ohne Alkohol überhaupt möglich ist.

Die Kostensätze privater Kliniken sind beachtlich. Private Krankenkassen zahlen meist nicht für die Entwöhnung, da sie die Alkoholkrankheit immer noch zu den „selbstverschuldeten" Erkrankungen zählen – im Gegensatz zu Entgiftungen, zu deren Kostenübernahme sie in den letzten Jahren zur Erstattung höchstrichterlich gezwungen worden sind. Es lohnt aber den Versuch, mit der Kasse über mögliche Zuschüsse zu sprechen. Und steuerlich sind die Aufwendungen als außergewöhnliche Belastung absetzbar.

Die ambulante Therapie

Diese Therapiemöglichkeit ist noch relativ unbekannt, wird aber nach unserer Einschätzung an Bedeutung zunehmen. Immer mehr Betroffene nutzen diese Möglichkeit. Der entscheidende Vorteil: Der Patient wird nicht aus seiner Lebens- und Arbeitsumgebung gelöst und hat die Chance, auf diese Weise seine Problematik direkt in seinem Alltag in den Griff zu bekommen. Allerdings erfordert dies eine hohe Motivation und viel Eigeninitiative und Selbstverantwortung. Ganz wichtig: Die ambulante Behandlung ist eine Sache für Spezia-

Nehmen Sie sich Zeit auch für die Privatklinik. 14 Tage reichen zwar zur Entgiftung, doch ist das keine Therapie, die irgendeinen dauerhaften Erfolg haben wird

61

listen und nicht für jeden Hausarzt oder „normalen" Psychotherapeuten. Wenn Sie sich für eine ambulante Therapie entscheiden, sollten Sie niedergelassene Ärztliche oder Psychologische Psychotherapeuten wählen, die über spezielle Aus- und Weiterbildungen und vor allem entsprechende Erfahrung verfügen. Für die Therapie von Abhängigkeitskranken reicht nach unseren Erfahrungen und denen vieler Betroffener eine normale Psychotherapie-Ausbildung nicht aus. Die Abhängigkeitserkrankungen weisen eine ganze Reihe von Gesetzmäßigkeiten und Eigenheiten auf, was eine besondere Fachkenntnis erfordert.

Wer Therapieversuche bei durchaus qualifizierten, aber nicht suchterfahrenen Psychotherapeuten unternommen hatte, berichtet in aller Regel, er habe sich bereits in grundsätzlichen Fragen nicht verstanden gefühlt. So klagte ein Patient über fruchtlose Sitzungen mit seinem Therapeuten: „Wir müssen über das zentrale Thema reden können, nicht nur über das Drumherum. Dinge, die für mich eine Tragödie bedeuten, nimmt er nicht wichtig. Dann wird es ein gegenseitiges Spiel."

Psychotherapie ohne spezifische Suchtaspekte ist zu wenig direktiv, nicht klar genug, bietet zu viele Möglichkeiten, sich selber – nicht nur den Therapeuten! – weiter zu belügen. Nur ein suchterfahrener Therapeut kennt die typischen Störungen, die bestimmten Zusammenhänge und Verläufe. Der Alkoholiker und auch seine Angehörigen sind nun einmal gestört in ihrer Selbst- und Fremdwahrnehmung, nur ein erfahrener Therapeut kann die „Sprüche" und falschen Gedankengänge erkennen, die selbst dem Betroffenen nicht sofort bewußt sind. Zudem kennt der Suchtexperte das gesamte Hilfenetz und verfügt über Kontaktadressen.

Die ambulante Therapie funktioniert nur, wie schon beschrieben, bei gut motivierten Patienten. Gar nicht so selten suchen Patienten wegen Störungen, die erst aus dem Alkoholismus entstanden sind, einen Therapeuten auf, ohne sich bewußt zu sein, daß eigentlich der Alkohol das Problem ist.

Solche Patienten bringen oft einen so starken Veränderungswunsch mit, daß sie – nach einer Bedenkzeit oder einem „Probelauf", wie weit sie ihr Trinkverhalten aus eigener Kraft verändern können – sehr schnell Krankheitseinsicht entwickeln und entsprechende Behandlung wünschen. Prinzipiell muß aber die Bereitschaft zur aktiven Mitarbeit und zur Übernahme einer größeren (Mit-)Verantwortung für eine ambulante Therapie gegeben sein. Vor und nach der Therapiesitzung muß es möglich sein, um die Kneipe an der nächsten Ecke einen Bogen zu machen. Der Vorsatz zur Abstinenz während der Therapie ist unabdingbar.

Einsicht über Umwege

Der Versicherungsvertreter J. B. aus O. ging zu einer Therapeutin, von der er gehört hatte, daß sie über besondere Erfahrungen in der Behandlung von Partnerproblemen verfügte. Er wollte seine Frau zurückgewinnen, die einige Monate zuvor auf eine räumliche Trennung gedrängt hatte, bis er tatsächlich ausgezogen war. Er wußte nicht mehr weiter, meinte, die Trennung habe jetzt lange genug gedauert, er habe Sehnsucht nach seiner Frau und seinen beiden kleinen Töchtern. Auf Befragen berichtete er völlig offen über seinen exzessiven Alkoholkonsum, sah aber zunächst keinen Zusammenhang mit dem Auseinanderbrechen seiner Familie. Lange redeten er und seine Therapeutin aneinander vorbei. Allerdings hörte B. auf zu trinken, ging auf Vorschlag der Therapeutin zusätzlich zur Therapie in eine Selbsthilfegruppe, ohne so recht zu wissen, warum das von ihm gefordert wurde. Inzwischen ist ihm klar geworden, daß der Alkohol sein Hauptproblem war. Nun ist er seit Monaten zufrieden abstinent, die Familie ist dabei, sich wieder zusammenzufinden.

Manche gehen in eine Therapie, ohne zu wissen, daß Alkohol die Ursache ihrer Probleme ist

In ihrem zeitlichen Verlauf ist diese Therapieform variabler, anpassungsfähiger, daher auch geeignet für Menschen, die über keine geregelte Arbeitszeit verfügen, wie z. B. Personen in selbständiger oder leitender Tätigkeit, auch für Betroffene, die beruflich viel unterwegs sein müssen. Trotzdem benötigt die Therapie eine ausreichende Frequenz und eine gewisse Regelmäßigkeit.

Falls notwendig, sollte auch hier zuvor eine stationäre Entgiftung stattgefunden haben, auf keinen Fall ist zu raten, unmittelbar vor Aufnahme der Therapie auf eigene Faust das Trinken zu beenden, weil das lebensgefährlich sein kann. Eine Absprache mit dem behandelnden Arzt ist in jedem Fall wünschenswert.

Vor der eigentlichen Therapie finden bis zu fünf probatorische Therapiesitzungen statt. In diesen Stunden klären Patient und Therapeut gemeinsam, ob sie miteinander arbeiten können und wollen. Sollte eine persönliche Abneigung bestehen, ist es nicht sinnvoll, die Therapie aufzunehmen. Ohne eine vertrauensvolle Beziehung wird das Ansprechen auch sehr intimer und kritischer Bereiche kaum Erfolg versprechen.

63

Außerdem ist zu prüfen, ob der Therapeut oder die Therapeutin – das Geschlecht des Therapierenden kann je nach Ausgangsproblematik sehr bedeutsam sein! – von ihrer Einstellung und ihrer Ausbildung her für die Bearbeitung einer bestimmten Problematik optimal geeignet ist. Eine alkoholkranke Frau mit einem sexuellen Mißbrauch in der Vorgeschichte dürfte bei einer Therapeutin besser aufgehoben sein, ein alkoholkranker Mann mit Gewaltproblematik besser bei einem Therapeuten.

Die erste Therapiesitzung

Erfahrungsgemäß geht kaum jemand gerne zum Psychotherapeuten. Lautet der erste Satz etwa „mein Freund hat gemeint, ich sollte mal zu Ihnen gehen" oder „mein Hausarzt hat gesagt, ich soll es mal bei Ihnen probieren", heißt das keineswegs, daß der Wunsch nach Veränderung fehlt. Aber viele empfinden es als persönliche Niederlage, den Psychotherapeuten aufzusuchen. Das erhellt auch folgender, oft gehörter Satz: „Bisher bin ich aber mit meinem Leben immer noch allein fertig geworden ..."

Daß es ein Zeichen von Stärke, nicht von Schwäche ist, sich fachliche Hilfe zu suchen, machen sich die wenigsten klar. Der gute Therapeut wird daher zunächst entsprechende Ängste und Befürchtungen abbauen, dem Pa-

tienten deutlich machen, daß er ihn nicht verurteilt. Am Ende vieler mißlungener Therapieversuche erklärten die Patienten: „Ich hatte das Gefühl, mein Therapeut verurteilte mein Trinken doch irgendwie ...."

Wie die erste Stunde abläuft, ist sehr durch den persönlichen Arbeitsstil des Therapeuten gekennzeichnet. Oft stehen konkrete Fragen am Anfang:

Warum kommt der Patient zur Therapie?
Warum gerade jetzt?
Warum/durch wessen Vermittlung gerade hierher?
Wie ernst schätzt er selber sein Problem ein?
Welche Annahmen hat er selber über die Entstehung seines Problems?
Was hat er schon selber getan/versucht, um Besserung zu erzielen?
Wie haben die Menschen seiner Umgebung bisher auf sein Problem reagiert?
Wer stützt (oder sabotiert) die geplante Therapie?
Welche Hilfe erwartet der Patient vom Therapeuten?
Welche Ziele möchte er mit Hilfe der Therapie erreichen?

Mancher Patient gibt zunächst nur an, „trocken" werden zu wollen. Viele reagieren damit ähnlich wie ihre Angehörigen: „Wenn Du nicht mehr trinkst, ist bei uns alles in Ordnung." Hilfreich ist in diesem Zusammenhang die Frage des Therapeuten: „Was muß anders sein, damit Sie (leichter) abstinent sein/bleiben können?" – Oder auch: „Woran werden Sie am Ende Ihrer Therapie erkennen können, ob sie erfolgreich ist?"

Abgesehen von diesen konkreten Klärungen sollte der Patient die Gelegenheit haben, sich einiges „unsortiert von der Seele reden zu dürfen". Der Therapeut erhält dabei wichtige Eindrücke von den Wertigkeiten, die der Patient setzt, über dessen Art, zu denken und zu reden. Erfahrungsgemäß wird ein Patient in dieser ersten Stunde am meisten berichten, sich am leichtesten öffnen, wenn der Therapeut wenig strukturiert und wenige Anforderungen stellt.

Wichtig ist, daß der Therapeut gut zuhört, dem Patienten keine Abwertung, sondern Verständnis und Wertschätzung entgegenbringt. Er sollte ihm Hoffnung aufzeigen und damit seine Behandlungsbereitschaft stärken. Informationen über die Krankheit und über den zu erwartenden Behandlungsverlauf können dazu beitragen, daß der Patient wiederkommen möchte.

Auch die erste Abklärung der Behandlungsbedingungen sollte noch in der ersten Stunde erfolgen. Als Zusatz zur Therapievereinbarung hat sich bewährt, daß der Patient sich schriftlich verpflichtet, ungefragt über

eventuelle Rückfälle zu berichten – der Therapeut ist weder Detektiv noch Kindermädchen. Der Patient verpflichtet sich auch, in keinem Fall angetrunken mit dem Auto zur Therapie zu kommen.

Ein für uns überaus wichtiger Punkt – nicht alle Therapeuten halten das so – ist die Vereinbarung, daß der Patient während der ambulanten Therapie regelmäßig eine Selbsthilfegruppe besucht und darüber auch berichtet. Die Gruppe gibt ihm vieles, was ihm die Einzeltherapie nicht geben kann: das Wissen und das Gefühl, nicht der einzige Alkoholkranke zu sein, das Erleben, wie es anderen geht, die Ähnliches durchgemacht haben, die schon weiter sind in ihrer Abstinenz, die schon mehr Übung darin haben, Probleme ohne das Suchtmittel zu lösen, aber auch beispielhaft, wie sie mit Rückfällen umgehen.

Das Besprechen des in der Gruppe Erlebten ist auch wichtig, da manche Gruppen leider Verhaltensweisen pflegen, die den „Neuen" leicht verunsichern oder verstören. Zum Beispiel wenn langjährig trockene „Gruppenkönige" nur ihre eigene Art der Abstinenz als richtig gelten lassen oder wenn Rückfälle einseitig moralisch verurteilt werden („Den haben wir aber fertiggemacht!").

Auch auf künftige „Hausaufgaben" wird der Patient im Erstgespräch hingewiesen. Fast immer geht es um schriftliche Protokolle von Selbstbeobachtungen , etwa zur Frage „Was ist für mich anders ohne Alkohol

- im persönlichen Bereich
- im Umfeld mit Familie und Freunden
- am Arbeitsplatz
- in der Freizeit?“

Am Ende der ersten Stunde sind die meisten Patienten verblüfft, wie schnell die Zeit verging, aber auch, wieviel sie von sich aus bereits berichteten. Diese Stunde wie auch die weiteren enden mit der Frage, ob noch Fragen bestehen, wie er sich im Verlauf des Gesprächs fühlte. In den nächsten Tagen soll er sich in Ruhe überlegen, ob er sich zu einer Therapie bei diesem Therapeuten entschließen möchte. Es soll seine Entscheidung sein, nicht die von anderen Personen, die meist Druck ausüben. Die ambulante Therapie braucht einen selbständigen, gleichwertigen Partner, nicht einen „Überredeten“.

Zum weiteren Therapieverlauf:

Hauptaufgaben der folgenden Therapiestunden sind,

- die Beziehung zwischen Patient und Therapeut weiter zu stärken,
- den Entschluß zur Abstinenz zu erarbeiten und zu bestärken,
- akute Krisen- und/oder Verführungssituationen zu bewältigen.

Die Er- und Bearbeitung der Vorgeschichte („Anamnese“) des Patienten, die normalerweise am Beginn einer jeden Therapie steht, erfolgt manchmal erst später, zwar so früh wie möglich, aber wichtigstes Teilziel ist zunächst das Überleben des Patienten, und das oft im wörtlichen Sinne.

Jeder, der mit Suchtkranken zu tun hat, kennt die Aussage: „Ein Alkoholkranker hört erst dann auf zu trinken, wenn die Nachteile durch sein Trinken größer sind als die Vorteile.“ Entsprechend werden die Argumente gesammelt, die gegen das weitere Trinken sprechen, und zwar nicht so allgemeine wie „meine Gesundheit läßt das nicht länger zu“, sondern ganz konkrete, wie „Ich will nicht mehr morgens mit dickem Kopf wach werden und mich fragen, wie ich eigentlich ins Bett kam“ oder „ ich will nicht mehr in meiner ganzen Tagesplanung davon abhängig sein, wie ich an ausreichend Alkohol komme“, oder „ich will nicht mehr ständig die Leute belügen müssen, die ich doch liebe und deren Liebe und Achtung mir so viel bedeuten“ ...usw.

Entsprechend werden die Argumente gesammelt, die für Abstinenz sprechen, wieder aus den konkreten Erfahrungen des Betroffenen heraus. Hier ein „Up-Date“, das der Patient J. B. nach 100 Tagen Abstinenz vorlegte:

Was ist anders ohne Alkohol?

1. Im persönlichen Bereich

- kein schlechtes Gewissen
- keine Kopfschmerzen, kein Unwohlsein
- gute Laune
- Gefühle von Freiheit, Unabhängigkeit, Selbstbestimmung
- Stärke
- jederzeit einsatzfähig, auch zum Autofahren
- keine Angst vor Polizeikontrolle
- viel bewußteres Erleben
- ich merke, ob es mir gut geht oder nicht – ich nehme mich viel intensiver wahr
- ich habe eine positivere Grundeinstellung, auch wenn es mir mal nicht so gut geht
- ich fühle mich geistig und körperlich fitter, auch morgens
- Gesprächen, bei denen ich mich früher zurückzog, fühle ich mich wieder gewachsen
- ich kann authentischer sein, muß nicht mehr so viel taktieren
- Veränderungen werden von mir auch als Veränderungen wahrgenommen

2. In der Familie

- das Verhältnis zu meiner Frau ist wieder positiv, über das Tagesgeschäft hinaus tasten wir uns auch wieder an andere Dinge heran.
- unsere Kommunikation ist freier, offener geworden
- ich bin zu Hause, nicht in der Kneipe, wenn sie anruft.
- wir unternehmen wieder relativ viel gemeinsam
- ich habe die Kinder öfter bei mir
- die Kinder kommen jetzt mehr auf mich zu, haben mehr Vertrauen
- ich kann die Familie positive Erfahrungen mit mir machen lassen

3. Bei Freunden

- der Kontakt ist wieder da
- das Verhältnis hat sich positiv verändert
- mit R. spiele ich wieder regelmäßig Squash
- mit K. treffe ich mich ab und zu, außerdem telefonieren wir
- beide akzeptieren meine Abstinenz
- K. bewundert mich sogar dafür (weil er ein ähnliches Problem hat)

4. Im Beruf

- ich bin in Sitzungen usw. viel aufmerksamer
- Ich kann meine Interessen wesentlich besser vertreten
- meine Meinung hat mehr Gewicht gewonnen
- ich bekomme positives Feedback
- das Interesse an mir scheint gewachsen zu sein
- ich kann Kritik an mir leichter einstecken und Kritik an anderen qualifizierter äußern

- Ich bin für meine Kollegen und Vorgesetzten unbequemer geworden

5. In der Freizeit

- Ich bin Mitglied in einem Fitness-Club, nutze das aber noch nicht richtig
- Spazierengehen oder Fahrradfahren machen mir wieder Spaß
- ich bin insgesamt viel aktiver geworden
- meine Freizeitaktivitäten konzentrieren sich nicht mehr auf Orte, wo es Alkohol gibt
- Ich lasse manchmal gerne die Seele baumeln.

In dieser Art erarbeitet sich jeder seine eigenen Gründe, warum sich die Abstinenz für ihn lohnt. Die Gründe werden sich im Lauf der Zeit verändern, sie nehmen an Zahl und Subtilität zu. Ein Abhängiger entdeckt mit Beginn seiner Abstinenz die Welt neu, er bekommt wieder mit, was um ihn herum ist, Sonne, Frühling, Lachen – aber auch: „Was schmerzt, tut jetzt mehr weh als vorher ...“

Auch diese Erfahrung ist wichtig und muß meist ausführlich besprochen werden. In seiner nassen Zeit hat der Betroffene immer wieder von anderen gehört, daß ohne Alkohol „alles wieder in Ordnung, alles gut, alles schön“ sei – doch die Wirklichkeit holt ihn (und auch seine An-

gehörigen) aus diesen unrealistischen Erwartungen wieder heraus. Viele genießen in der ersten Zeit der Trockenheit eine überschäumende Euphorie, doch dann holt sie der Alltag mit seinen kleinen und großen Problemen wieder ein. Alle „Wundflächen“, die er über lange Zeit mit Hilfe von Alkohol aus seinem Aufmerksamkeitsbereich verbannen konnte, liegen jetzt blank, nichts hilft ihm, wegzuschauen, wegzufühlen. Er muß wieder lernen, körperliche und erst recht seelische Schmerzen auszuhalten. Vieles trifft ihn mit unerwarteter Wucht.

In dieser Zeit kommen meist noch einmal alle Gefühle von Hilflosigkeit, von Ausgeliefertsein wieder hoch. Die Selbstzweifel, ob diese „Schmerzen“ überhaupt ohne Alkohol auszuhalten seien, ob sie überhaupt jemals nachlassen werden, gefährden ganz akut die gerade erst gewonnene Abstinenz.

Hier braucht der Betroffene Unterstützung: vom Therapeuten, von seiner Selbsthilfegruppe, aber auch von Familie, Freunden und Kollegen. In dieser sehr empfindlichen Phase ist er besonders leicht zu verunsichern und zum Rückfall zu verführen.

Vielleicht kritisiert seine Familie gerade jetzt: „Nun trinkst du nicht mehr – aber du bist jetzt noch schwerer zu ertragen als vorher im besoffenen Zustand ... vielleicht ist es doch besser, du trinkst dir wieder eine bessere Stimmung an!" - Vielleicht machen ihn auch „Freunde" und Kollegen darauf aufmerksam, daß er sich ausschließt aus der Gemeinschaft, wenn er nicht mehr mittrinkt. „Wie lange soll das denn noch dauern? Immer wirst du ungemütlich, wenn wir zusammensitzen ..."

Solange jemand trinkt, wird ihm Charakterschwäche unterstellt, trinkt er nicht mehr, wünschen ihm manche weniger innere Stärke. Oft wird er gerade von denen, die ihn zuvor am heftigsten kritisierten, am wenigsten unterstützt. Viele Angehörige können sich auch gar nicht vorstellen, wie schwierig es für einen Alkoholabhängigen ist, abstinent zu sein und zu bleiben, können sie selbst doch jederzeit frei entscheiden, ob sie trinken wollen oder nicht.

Wenn der Chef Geburtstag hat

Es geht in der Therapie aber keineswegs nur um das „innere" Einhalten der Abstinenz, sondern auch um sehr konkrete Gefährdungssituationen: „Nächste Woche hat unser Direktor Geburtstag. Er lädt zum Sektempfang, ich muß hingehen, aber wie komme ich trocken aus der Situation heraus?" Dann wird besprochen und vielleicht im Rollenspiel eingeübt, daß er rechtzeitig vorher die Sekretärin anruft und sie bittet, für ihn Mineralwasser bereitzuhalten. Von Orangensaft, der oft angeboten wird, wird

abgeraten, denn die Gläser können auch Sekt oder – noch schwerer festzustellen – Wodka enthalten.

Nicht alle Verführungssituationen sind so gut im voraus zu planen. Eine noch nicht sehr lange abstinente Alkoholikerin hatte im Winter-Urlaub beim Skifahren einer Seniorengruppe den ersten Platz erzielt. Bei der Siegerehrung wurde ihr unvermittelt neben der Urkunde ein Glas Obstler gereicht. Geistesgegenwärtig gab sie das Glas an ihren Skilehrer weiter: „Dieses Glas hat mein Trainer verdient!" Sie bekam doppelten Applaus – ganz besonders von ihrem Mann und ihren Freunden, die wußten, welche Gefahr sie soeben gebannt hatte.

Ein weiteres Beispiel, wie schwierig es oft sein kann, in erfreulichen Situationen Alkohol abzulehnen: Ein junger Mann, der sich noch in seiner Therapie befand, wurde von seiner Freundin erstmals ihren Eltern vorgestellt. Sie akzeptierten ihn, der künftige Schwiegervater wußte zwar vom Alkoholproblem, doch er dachte sich nichts dabei und holte zur Feier des Tages eine Flasche Champagner aus dem Kühlschrank. „Dieses Glas abzulehnen, ist mir unendlich schwergefallen!"

Schlechte Erfahrungen machen meist die, die bei Feiern zwar ein Glas entgegennehmen, es aber nicht austrinken wollen. Das Glas in der Hand ist immer ein Risiko, das sich noch dazu leicht vermeiden läßt, notfalls durch ein kurzes Verlassen des Raums. Manchen Betroffenen fällt es oft sehr schwer, vor allem nach einer Therapie, auch *Flucht* als eine Lösungsmöglichkeit zu erkennen und zu akzeptieren. Sie glauben oft, nachdem sie in der Therapie viel über aktive Problembewältigung gelernt haben, sie müßten in jeder Situation standhalten und eine angemessene Lösung finden. Aber manchmal ist eben Flucht die Lösung! Nicht jede gefährliche Situation läßt sich durch Kampf bereinigen – eine eigentlich unkomplizierte Lebenserfahrung.

Flasche oder Freiheit

Hier zeigt sich, was für jeden Alkoholiker, der aus seiner Abhängigkeit aussteigen will, unabdingbar ist: KLARHEIT! Er muß sich eindeutig und klar entscheiden, was er wählt: Flasche oder Freiheit. Diese Wahl muß ständig neu getroffen werden, Fehlentscheidungen sind möglich und – wie jede Entscheidung auch, offen für Änderungen im Guten wie im Schlechten. Es ist ungeheuer wichtig, sich nicht mit Ausreden „durchzuschummeln", wenn Alkohol angeboten wird. Lügen sind immer anstren-

Immer mehr Frauen stehen vor der Wahl zwischen Flasche oder Freiheit. „Versunken" nannte Chris Görtz, eine Künstlerin am Niederrhein, dieses Bild von 1992

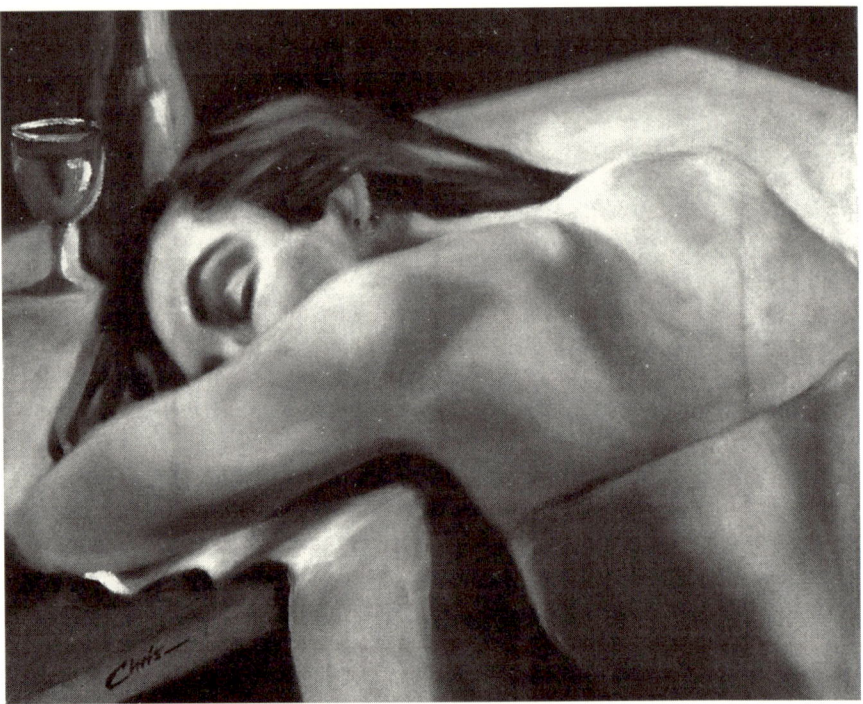

gend, erfordern sie doch ein hervorra-
gendes Gedächtnis und sehr viel
Phantasie und Kreativität.

Die Erfahrung zeigt, daß nicht
das durchaus realistische Schreckge-
spenst der Alkoholfolgen einen Rückfall zu verhindern vermag, sondern
eher das Abwägen der Abstinenzvor-
teile. „In dieser Situation, die mich so
heftig und von mir nicht erwartet
traf, hatte ich einen ungeheuren
Saufdruck!" – „Und wie haben Sie
reagiert?" – „Ich habe daran gedacht,
daß ich nicht verlieren will, was ich
mir in der letzten Zeit aufgebaut
habe!" Damit sind wir wieder bei den
Pluspunkten der Abstinenz.

Mancher konstruiert sich in
der Anfangszeit wacklige Brücken:
„Für meine Frau, die es so verdient
hat, will ich abstinent bleiben. Sie
hat schließlich genug gelitten durch
meinen Suff." Irgendwann kommt
ein heftiger Ehestreit, dann hat die
Frau die Abstinenz nicht mehr verdient ...

Jeder Alkoholiker, der seine
Sucht beenden möchte, braucht Gründe *für sich*, warum es sich *für ihn*
lohnt, künftig ohne Alkohol zu leben.
*Wir kennen niemanden, der für ir-
gendwen, außer für sich, auf Dauer
trocken geblieben wäre!* Allerdings:
Wer für sich gar keine positiven Ziele
zu erkennen vermag, ist wahrscheinlich depressiv, seine Depression muß
dann unbedingt, eventuell sogar vor-
rangig, behandelt werden.

Ein trockener Alkoholiker, der
phasenweise unter psychotischen Störungen litt, berichtete:„Ich stand auf
der Brücke und überlegte, ob ich hin-
unterspringen sollte. Ich habe lange
überlegt. Dann bin ich lieber gegangen und habe mich vollaufen lassen."
Das war keine Ausrede, sondern in
diesem konkreten Fall eine Entscheidung für das Leben. Aus seinem
Rückfall fand er wieder heraus, sein
Sprung wäre wahrscheinlich sein Ende gewesen.

Demgegenüber steht ein anderer Betroffener, der über Jahre sogar
als Suchttherapeut arbeitete. Er erklärte stets: „Wenn ich einmal rückfällig werden sollte, will ich nicht
mehr leben. Für den Fall habe ich
einen Revolver." Eines Tages, nach
einem Rückfall, hat er ihn benutzt ...

Das ist ein Beispiel für die erlebte und oft von ihm selbst nicht in
Frage gestellte Hilflosigkeit eines Alkoholikers. Er hat sich – richtig – als
hilflos erlebt gegenüber dem Alkohol,
er hat aber fälschlich geglaubt, überhaupt hilflos zu sein. Die Ohnmacht
dem Alkohol gegenüber führt bei fast
allen Betroffenen zu einem über-
zeichnet negativen Selbstbild. Fragt
man einen noch nassen oder gerade
erst trocken gewordenen Alkoholiker,
was er an sich mag oder schätzt, wird
man meist völlig verständnislos an-
geschaut. Die Korrektur des Selbstbil-
des, die Korrektur der vermeintlichen
Hilflosigkeit und der vermeintlich

fehlenden Fähigkeiten, mit dem Leben und dem Alkohol fertig zu werden, ist deshalb eine der Hauptaufgaben der Therapie.

Daß es eine beachtenswerte Leistung ist, abstinent zu leben, ist manchem auf Anhieb nicht verständlich. Wer sich nur als schwach, unfähig und destruktiv sieht, wird daran zweifeln, ob er in der Lage sein wird, durchzuhalten. Lange Zeit hat ein Alkoholkranker seine Mißstimmungen, seine Schmerzen und seine Traurigkeit, zunächst durchaus erfolgreich mit Alkohol bekämpft. Er hatte ja nie vor, so viel zu trinken, daß er sich und anderen damit schadet. Und nun soll er auf schwierigstem Gelände ohne Krücken vorwärtskommen, obwohl er sich sicher ist, es auch auf ebenem Boden kaum zu schaffen. Die Erwartungen der anderen verstärken den Druck, das Gefühl: „Wenn ich das nicht schaffe, bin ich wirklich wertlos!"

An diesem Punkt wird es wichtig, auf die Vorgeschichte, die Lerngeschichte des Betroffenen zu schauen, allerdings *nicht* mit dem pauschalen Ergebnis: „Nach einer so schwierigen Kindheit konnte es ja nur so kommen!" Mancher Patient hofft zwar, in seiner Kindheit den Schlüssel zum Alkoholismus zu finden und damit die Lösung für die Abstinenz. Aber es gibt keinen festen Zusammenhang zwischen bestimmten Ereignissen und der Erkrankung – sonst wären unter

bestimmten Bedingungen Vorhersagen möglich.

Wichtig und fruchtbar ist es aber, in der Therapie die auslösenden und aufrechterhaltenden Bedingungen des Trinkens genauer zu betrachten:

- Wie, wann, wo und mit wem hat der Betroffene den Umgang mit Alkohol erlernt?
- Wann wurde Alkohol gebraucht, um durchzuhalten, um sich besser zu fühlen, um angepaßter reagieren zu können?
- Welche Vorteile brachte der Alkohol? Was dachte und fühlte der Patient? Wie reagierte die Umgebung? Welche Konsequenzen gab es zu Hause, bei Freunden und am Arbeitsplatz?
- Wodurch war es möglich, so lange mit dem Trinken „durchzukommen" und durchzuhalten?
- Wann wurde mehr, wann weniger getrunken?
- Wer hat mit ihm gemeinsam getrunken? Wer war mit dem übermäßigen Trinken einverstanden? Wer war es nicht? Wie wurde das gezeigt?
- Wann, wie oft und wie wurde versucht aufzuhören?
- Wann und warum gelangen diese Versuche, wenn auch nur zeitweilig?
- Wie und warum gelangen diese Versuche nicht?
- Warum soll es künftig gelingen?

72

Diese letzte Frage ist zentral: *Was ist heute anders, so daß heute mit einem Erfolg gerechnet werden kann, der früher ausblieb?*

Jeder Betroffene, jeder Angehörige sollte sich diese Frage sorgfältig beantworten, wenn bereits mehrere Entgiftungen und so manche Behandlung erfolglos geblieben sind.

● Welche Wünsche gibt es für die Zukunft? Stimmen die Erwartungen damit überein? Wenn nicht, wo sind die kritischen Differenzen?

● Welche Probleme stehen im Zusammenhang mit dem Alkoholismus, gleichgültig ob vielleicht mitverursachend, verstärkend oder als Folge?

Aus den Befunden zu all diesen Fragen wird der Therapieplan entwickelt, werden die Ziele festgelegt und das therapeutische Vorgehen geplant. Neben der systematischen Arbeit, die dann beginnt, gilt grundsätzlich: *Aktuelle Probleme haben immer Vorrang!* Die beste therapeutische Arbeit verpufft, wenn während dieser Arbeit der Patient rückfällig wird und aus der Therapie ausscheidet. Also gilt es zunächst immer, ihm bei der Bewältigung des Alltags zu helfen, damit er wiederkommen *kann* und *will*.

Hauptziel der weiteren Therapie ist es, daß der Betroffene sich das Handwerkszeug erwirbt, um ohne Alkohol gut zu leben, nach dem Sprachgebrauch der Anonymen Alkoholiker „nüchtern", nicht nur „trocken".

Das „schöne" Trinken ist lange her

Dazu muß er lernen, mit sich und anderen besser umzugehen, Gedanken und Situationen, die zu einem Alkoholrückfall führen können, erfolgreich zu bewältigen. Dabei ist es oft leichter zu erlernen, in Verführungssituationen „nein" zu sagen, als mit den eigenen Gedanken an Alkohol klarzukommen. „Bei dem herrlichen, warmen Wetter säße ich doch so gerne wieder einmal im Biergarten mit einem großen, schönen Glas Bier, zusammen mit Freunden, in guter Stimmung ..." Oder jene rauschende Ballnacht, als der Champagner nur so floß? Sicher gab es bei vielen eine Zeit, als es noch gut war mit dem Alkohol, doch das ist lange her. Die „schönen" Alkoholerinnerungen beziehen sich meistens auf die frühen Zeiten des Trinkens, die Erinnerung an die letzte Zeit sieht ganz anders aus.

War es wirklich so schön? Wie kam er vom Biergarten überhaupt nach Hause? Oder endete das auf einer Parkbank? Was war mit dem Ehekrach nach dem Ball? Es gilt also, die unrealistischen Gedanken durch rea-

73

listische zu ersetzen. Mancher benötigt dazu einen „Ausrutscher" wie Patient M.. Er saß in einem Café, trank einen Cappuccino, als sein Blick auf die Namenstafel des gegenüberliegenden Geschäfts fiel. Dort hatte er früher oft Alkohol gekauft. Sein Suchtgedächtnis ließ ihm blitzartig den Gedanken an die Hochstimmung aufkommen, in die er sich früher mit einem Glas Sherry versetzen konnte. Er ließ seinen Cappuccino stehen, stürzte aus dem Café und in den Laden, kaufte eine Flasche Sherry, eilte die kurze Strecke nach Hause, goß sich ein großes Glas Sherry ein, begann zu trinken – und merkte bereits nach dem ersten Schluck, daß die Euphorie ausblieb. Seine schockartige Enttäuschung ließ ihn die gesamte Flasche auf der Stelle leeren. Seitdem ist M. abstinent, nachdem er für sich erkannt hatte und diese Erfahrung „abrufbar" hält, daß die „alte" Hochstimmung nie mehr wiederkommt.

Im übrigen hat M. Glück gehabt, daß aus dem Ausrutscher kein langer, gefährlicher Rückfall wurde. Jeder Rückfall ist mit einem hohen, schlimmstenfalls tödlichen Risiko verbunden. Ein Ausrutscher kann aber erfolgreich abgebremst werden. Die Therapie soll unbedingt vermitteln, daß ein Alkoholkranker, der seine Abstinenzregel verletzt hat, nicht total hilflos wird, sondern zunächst noch selbst entscheiden kann, wie es mit ihm weitergehen soll. Ein Ausrutscher

ist nicht harmlos, kann er doch in einem ausgewachsenen Rückfall enden. Er kann aber wohl dazu beitragen, Schwachstellen im Verhalten zu erkennen und damit weiteres Lernen in Gang zu setzen.

Ein Vorteil der ambulanten Einzeltherapie gegenüber der stationären liegt wahrscheinlich auch darin, daß mit Rückfälligkeit freier und offener umgegangen werden kann. Der Rückfall wird nicht weitere Rückfälle von Mitpatienten nach sich ziehen können, wie wir es in Kliniken finden, wo deshalb der Umgang mit rückfälligen Patienten sehr viel schwieriger ist. Ausrutscher und Rückfälle *können* günstigstenfalls sogar zum Erfolg der Therapie beitragen, sind aber immer ein erheblicher Einschnitt im Leben eines Abhängigkeitskranken.

Das beste Vorbeugungsmittel ist die „Selbstverstärkung" des Betroffenen. Das heißt, jeder, der die Flasche weggestellt hat, sollte seine Leistung anerkennen, sollte immer auf die Erfolge und Vorteile schauen, die ihm dadurch erst möglich wurden. Das klingt sehr einfach, ist aber offensichtlich sehr schwierig. Ein Originaldialog mit einem Betroffenen, der erst kurz zuvor aus einem sehr schweren Rückfall herausgekommen war:

Therapeut: „Wem sind Sie dankbar dafür, daß Sie aus dem Rückfall zurück sind?"

WER HILFE SUCHT, BEWEIST STÄRKE

Patient: „Ihnen und meiner Gruppe und den Ärzten in der Entgiftung."
Therapeut: „Und wem noch?"
Patient: „Der höheren Macht ..." Therapeut: „Und wer war schuld, daß Sie getrunken hatten?"
Patient: „Ich!"

Zu dieser Zeit fehlte noch sein Vertrauen in die eigene Wirksamkeit. Nach einem weiteren, sehr schweren Rückfall lebt er jetzt ohne Alkohol und hat zu schätzen gelernt, was er inzwischen alles erreicht und für sich (wieder) aufgebaut hat. Jeden Morgen sagt er sich: „Heute lasse ich das erste Glas stehen", um abends eine (hoffentlich) erfreuliche Bestandsaufnahme des Tages zu machen: „Heute habe ich das erste Glas stehengelassen! Statt zu trinken, habe ich ..." Oder anders ausgedrückt: „Heute habe ich nicht getrunken – das waren schon 51 Prozent der Tagesmiete."

Welche Therapien sind anerkannt?

Als wissenschaftlich anerkannt gelten zur Zeit nur die analytische/tiefenpsychologische Therapie und die Verhaltenstherapie. Sie sind bisher als einzige Therapieformen erstattungsfähig durch Krankenkassen und Rentenversicherer. Mit der Anerkennung weiterer Therapieformen ist in absehbarer Zukunft nach Inkrafttreten des Psychotherapiegesetzes zu rechnen. Alle diese Therapiemethoden können angewandt werden als Einzel-, Paar-, Familien- und Gruppentherapie, sowohl stationär als auch ambulant.

Die konkrete Psychotherapie wird immer beeinflußt sein vom gewählten Therapieverfahren, vom individuellen Patienten, seinen Problemen und dem, was er „mitbringt", d. h. auch seiner Persönlichkeit und Intelligenz, seinen bisherigen Lebenserfahrungen und nicht zuletzt auch von der Beziehung zwischen Patient und Therapeut.

Begibt sich jemand in stationäre Therapie, hat er eventuell noch Einfluß auf die Auswahl der Klinik und damit auf die angewandten Therapiemethoden. In aller Regel kann er aber nicht entscheiden, welchem Therapeuten er zugeteilt wird; es ist auch schlecht planbar, ob er zu diesem rasch eine tragfähige Beziehung herstellen kann. Mehr Wahlmöglichkeiten bietet die ambulante Therapie: Wie zuvor angeführt, gibt es die „probatorischen Stunden", in denen beide Seiten überprüfen, ob man menschlich und fachlich „zusammenpaßt".

Patient und Therapeut sollten sich bewußt für oder gegen eine gemeinsame Therapie entscheiden. Vielleicht muß der Patient weitersuchen, vielleicht wird der Therapeut eine andere Therapieform, einen anderen Therapeuten, ein anderes „Setting" vorschlagen, zum Beispiel die Auf-

Das Angebot ist vielfältig: Es gibt Einzel-, Paar-, Familien- und Gruppentherapie. Alle können stationär oder ambulant durchgeführt werden

75

nahme in eine stationäre statt der ambulanten Therapie.

Eine Therapiesitzung dauert in der Regel zwischen 50 und 60 Minuten, auch Doppelstunden sind möglich. Während des Therapieverlaufs sollten beide Seiten immer wieder gemeinsam überprüfen, ob die Probleme des Patienten angemessen bearbeitet werden, ob und welche Erfolge zu verzeichnen sind, aber auch kritisch darauf achten, wo sie ausbleiben, wo vielleicht neue Probleme auftauchen. Die Therapieplanung muß flexibel bleiben.

Über die geplante und tatsächliche Dauer der Therapie werden sich Therapeut und Patient miteinander verständigen. Vielleicht reicht eine Kurzzeit-Therapie mit 25 Stunden, vielleicht sind die zugrundeliegenden Probleme aber so schwerwiegend, daß eine Langzeittherapie nötig ist. Bei einer Verhaltenstherapie übernehmen die Kassen die Kosten für maximal 80 Stunden. Für analytische/tiefenpsychologische Behandlungen zahlen die Kassen dagegen bis zu 300 Stunden. Der Grund: Die Verhaltenstherapie wirkt schneller. Allerdings wurde diese makaber anmutende Verfahrensweise zu einer Zeit getroffen, als schwere Persönlichkeitsstörungen noch als nicht verhaltenstherapeutisch behandelbar galten. Das hat sich zwar längst geändert, angesichts ökonomischer Zwänge wurde die bestehende Regelung allerdings nie geändert.

Die Pflichten des Therapeuten

Jeder Patient sollte auch über die Pflichten eines Therapeuten informiert sein. Psychotherapeuten haben sich wegen ihrer großen Verantwortung gegenüber ihren Patienten an eine Reihe von berufsethischen Regeln zu halten: Sie haben die Schweigepflicht strikt zu beachten; mit Gültigkeit des Psychotherapiegesetzes ab 1999 werden sie auch ein Schweigerecht haben, d. h. daß sie dann nicht mehr gegen ihre Patienten vor Gericht aussagen müssen, was gerade in der Suchttherapie von besonderer Bedeutung sein kann.

Sie haben alle gesetzlich festgelegten Rechte und die allgemeinen Persönlichkeitsrechte ihrer Patienten zu beachten: Körperlicher, psychischer oder sexueller Mißbrauch darf in der Therapie nicht vorkommen. Jeder Patient, jede Patientin sollte seinen/ihren Therapeuten darauf ansprechen, wenn Anhaltspunkte auftauchen, daß die notwendigen Grenzen nicht eingehalten werden. Findet doch ein Mißbrauch statt – leider weitgehend ein Tabu – sollte dieser nicht hingenommen und verschwiegen werden. Er kann dem Kostenträger der Therapie gemeldet werden, einer örtlichen oder regionalen Psychotherapeutenvereinigung, der Ärztekammer (im Fall ärztlicher Psychotherapeuten) oder dem Berufsverband

Deutscher Psychologen (im Fall psychologischer Psychotherapeuten).

Soweit die ambulante Einzeltherapie. Hier noch einmal die Vorteile und auch Nachteile dieses Angebots:

Vorteile:

- Die Hemmschwelle, sich in eine Therapie zu begeben, ist oft niedriger, da keine Stigmatisierung zu befürchten ist.
- Die ambulante Therapie beginnt deshalb oft früher als eine stationäre, die Krankheit ist noch nicht so weit fortgeschritten.
- Der Patient wird nicht aus seinem üblichen Leben gerissen, Arbeitsunfähigkeit und Arbeitsplatzverlust sind eher vermeidbar.
- In der Therapie Erarbeitetes und Erlerntes kann unmittelbar im Alltag überprüft und geübt werden.
- Kritische Situationen im privaten wie im beruflichen Alltag können in zeitlich kurzem Abstand vor- und nachbereitet werden;
- Die Familie und weitere Bezugspersonen können wegen der Wohnortnähe leichter und häufiger in die Therapie einbezogen werden.
- Die Therapie ist zeitlich und finanziell weniger aufwendig.

Nachteile

- Eine ambulante Therapie erfordert von Anfang an eine tragfähige Krankheitseinsicht.
- Ohne die Bereitschaft und Fähigkeit zur Mitarbeit kann die Therapie nicht erfolgreich werden.
- Die Versuchungssituationen sind gefährlicher als unter der Klinik-„Käseglocke".

Es wird im Einzelfall zu überlegen sein, ob für einen Betroffenen eine ambulante oder eine stationäre Therapie vielversprechender erscheint; es muß aber nicht bei einem Entweder-Oder bleiben. Manchmal wird mit Hilfe einer ambulanten Therapie erst die Bereitschaft zu einer stationären erarbeitet, oder eine stationäre führt in eine ambulante, die dann eine dem echten Umfeld des inzwischen abstinenten Alkoholikers individuell angepaßte und begleitende Rückfallprävention erlaubt, mit differenzierten Stabilisierungs- und Auffangangeboten. Ein zusätzliches Angebot sind Spezialambulanzen in einer Reihe von Kliniken, wobei die Kosten von den Kassen übernommen werden. In der Ambulanz wird der Patient ein bis zwei Jahre und dies in enger Abstimmung mit dem Hausarzt betreut.

Die Therapie kann Erfolg haben, wenn der Patient offen und aktiv mitarbeitet und die notwendigen Veränderungen in seinem Leben umsetzt

Die Erfolge der Therapie

Was kann Therapie leisten? Unter der Voraussetzung, daß die Therapeuten für die Problematik ihrer Patienten über die angemessenen Methoden und einen sinnvollen Therapieplan verfügen, daß eine gute und tragfähige Patient-Therapeut-Beziehung besteht, der Patient offen und aktiv mitarbeitet und die erarbeiteten notwendigen Veränderungen in seinem Leben tatsächlich umsetzt, sind gute Ergebnisse zu erwarten.

Für stationäre Therapien liegen viele, sorgfältig erarbeitete Katamnesen, d. h. Erfolgskontrollen vor. Dabei bestätigt sich immer wieder die Faustregel, wonach ein Drittel der Behandelten abstinent bleibt, ein weiteres Drittel nach gelegentlichem Rückfall und/oder einer erneuten Therapie abstinent lebt und lediglich ein Drittel keine Besserungen zeigt. *Wer fünf Jahre Trockenheit geschafft hat und regelmäßig eine Gruppe besucht, hat eine Chance von 80%, dauerhaft trocken zu bleiben.*

Einige Tips:

● Nehmen Sie sich Zeit für die Therapie, und wenn es Monate sind. Der Alkoholismus ist Ihr vordringliches und wichtigstes Problem.
● Prüfen Sie die Therapieangebote gründlich, hören Sie sich um.
● Halten Sie sich an Therapeuten, bei denen Sie sich gut aufgehoben fühlen. Das können (und sollen) auch Therapeuten sein, die Sie bisweilen mit unangenehmen Wahrheiten konfrontieren.
● Machen Sie sich nicht von einzelnen Therapeuten oder Therapiekonzepten abhängig. Der beste Therapeut ist der, der sich im Laufe der Therapie bei Ihnen entbehrlich macht.
● Meiden Sie „Gurus" und „Schulen".
● Pflegen Sie Kontakte auch nach der Therapie, zum Therapeuten, zu anderen „Ehemaligen".

Was bedeutet eigentlich „Therapie"?

Bis heute muß psychotherapeutische Hilfe noch mit vielen Vorurteilen kämpfen. Es gilt als Zeichen von Schwäche, professionelle Hilfe in Anspruch zu nehmen. Wir alle gehen, wenn wir körperlich krank sind, natürlich zum Arzt. Bei psychischen Problemen – und der Alkoholismus gehört zu diesem Feld – ist dies nicht so selbstverständlich. „Ich bin doch nicht verrückt und muß zum

Seelenklempner", sagen viele Menschen oder „ich habe gute Freunde, mit denen kann ich genauso gut reden".

Warum kann der Psychotherapeut vielleicht besser helfen als ein „guter Freund", ein wohlmeinender Zuhörer und Ratgeber? Was sind die spezifisch anderen Bedingungen der Psychotherapie? Wer einen Psychotherapeuten aufsucht, wünscht fachliche Hilfe und Unterstützung. Er strebt eine Veränderung seines Fühlens, Denkens, seiner Einstellungen, seines Verhaltens an. Die konkreten Ziele sind oft zu Beginn noch nicht klar, es heißt oft lapidar: „Ich will einfach, daß es mir besser geht." Der Patient weiß vielleicht noch nicht einmal, was ihn daran hindert, sich wirklich „gut" zu fühlen, er möchte das erst einmal herausfinden.

Der Therapeut hilft bereits bei der Suche nach den Therapiezielen. In unserem Fall ist es der Weg aus der Alkoholproblematik. Danach ist es seine Aufgabe, seinen Klienten auf dem Weg zu diesen Zielen zu unterstützen, und zwar fach- und sachgemäß. Wie der Therapeut im Laufe des therapeutischen Prozesses vorgehen wird, hängt stark von seiner fachlichen Ausrichtung und Ausbildung sowie seinen Erfahrungen ab.

Deshalb einige Basisinformationen über die theoretischen Hintergründe der Hauptrichtungen heutiger Psychotherapie:

Psychoanalytische und *psychodynamisch orientierte Therapien* gehen davon aus, daß heute bestehende Probleme ihren Ursprung in verdrängten, von sexuellen und aggressiven Trieben ausgelösten Emotionen haben. Diese Emotionen (Gefühle, Gedanken) drängen nach außen und äußern sich als Symptome einer Neurose, also eines unangepaßten oder unangemessenen Verhaltens. Das beobachtbare Symptom sei nur Ausdruck („Symptom") einer tieferliegenden Störung.

Die früheren Inhalte, also die unterdrückten Gefühle und Gedanken, müssen während der Therapie wieder ins Bewußtsein geholt werden, um sie einer Bearbeitung zugänglich zu machen. In den Therapiesitzungen ist der Behandelte aufgefordert, in freier Assoziation („so, wie es Ihnen gerade in den Sinn kommt") seine Gedanken und Gefühle auszusprechen, auch über seine Träume zu berichten. Der Therapeut interpretiert das Berichtete, der Patient soll dabei einen heilsamen Einblick in sein Unbewußtes erhalten. In dieser Therapieform spricht überwiegend der Patient, die Dialoge sind eher sparsam.

Anspruch der Psychoanalyse ist es, den gesamten Menschen zu verändern. Für Alkoholiker gilt diese Einzelanalyse als ungeeignet. Das sagen auch die Psychoanalytiker.

Die Analytische Gruppentherapie gilt dagegen als erfolgreiche Methode in der Behandlung von Alkoholikern. Wie in allen Gruppentherapien wird davon ausgegangen, daß die Interaktionen in der Gruppe heilsame Veränderungen in Gang setzen.

Kernpunkt der humanistischen Therapien ist die Grundannahme, daß der Mensch gut sei. Zu den humanistischen Therapien gehören z. B. die Klientenzentrierte Gesprächstherapie nach Carl Rogers und die Gestalttherapie nach Fritz Perls. Rogers ging davon aus, daß der Mensch über ein angeborenes Potential verfügt, sich selbst zu erhalten, sich zu entwickeln, sich zu verstehen und sich konstruktiv zu verändern. Hauptperson ist der Klient, der Therapeut hat sich mit voller Aufmerksamkeit und Interesse sowie mit vorurteilsfreier Akzeptanz und Verständnis auf ihn einzustellen. Der Therapeut führt den Klienten dazu, daß dieser sich selber akzeptiert: Danach wird er fähig sein, sich weiterzuentwickeln und sich zu verändern.

Perls war ursprünglich Psychoanalytiker, fand dann aber, daß der Mensch nur mit intellektuellen Einsichten nicht zu heilen sei. Die Ursachen für Neurosen sah er in unterdrückten Bedürfnissen des Menschen, der sich zu sehr den Anforderungen seiner Umwelt anpasse und unterordne. Dabei entstünden Ängste. Perls entwickelte Methoden, mit deren Hilfe der Klient ein gesundes Bewußtsein seiner Emotionen, seines Körpers, seiner unterdrückten Bedürfnisse wie auch seiner Umwelt entwickeln soll.

Die Verhaltenstherapie setzt am beobachtbaren Verhalten des Patienten an. Ein unangepaßtes Verhalten, also eines, mit dem der Betreffende sich selbst und/oder seine Umgebung belastet und stört, soll verändert werden. Unangemessenes Verhalten wird nicht gesehen als Ausdruck einer tieferliegenden Störung, vielmehr wird es dem Menschen, wie auch den Personen seiner Umgebung, wieder besser gehen, wenn dieses Verhalten durch ein günstigeres Verhalten ersetzt sein wird.

Verhalten wird verstanden als erlernt. Was unzureichend oder falsch gelernt wurde, kann folgerichtig auch neu erlernt bzw. durch Lernen verändert werden. Die in der Lernpsychologie gefundenen Gesetzmäßigkeiten des Lernens führten zur Entwicklung spezifischer Therapieverfahren. In der Anfangszeit der Verhaltenstherapie wurden eher mechanistische Lernmodelle angewandt, die Beziehung zwischen Patienten und Therapeut bei weitem unterschätzt. Die Methoden der Verhaltenstherapie werden ständig weiterentwickelt. Von den Anfängen her wurde immer besonderer Wert gelegt auf wissenschaftliche Ableitbarkeit, auf Überprüfbarkeit und auf Erfolgskontrollen. Die Verhaltenstherapie bewies als erste Therapieform, daß ihre Erfolgsquote über der Rate der Spontanverläufe (also Gesundungen ohne therapeutische Interventionen) liegt. Immerhin geht es nicht wenigen Menschen auch ohne Therapie irgendwann besser. Eine Psychotherapie ist daher erst dann als erfolgreich einzuschätzen, wenn sie im gleichen Zeitraum mehr Besserungen oder Heilungen erzielt.

Eine bedeutende Weiterentwicklung ist die *Kognitive Verhaltenstherapie.* Hier wird davon ausgegangen, daß das menschliche Denken die Emotionen und das Verhalten stark zu beeinflussen vermag. Dysfunktionales, also nicht zielgerichtetes Denken führt zu schädlichen Emotionen und zu nicht angemessenem, ungünstigem Verhalten. Das Denkmuster eines leidenden oder gestörten Menschen ist also zu verändern.

Zwei wichtige Vertreter der Kognitiven Therapie sind Albert Ellis und Aaron T. Beck aus den USA. Ellis kam ursprünglich aus der Psychoanalyse, kritisierte aber, daß das Wissen um die Grundstörungen die Symptome nicht verändere. Er entwickelte den Ansatz, daß der Mensch sich zu sehr leiten lasse von irrationalen, also unvernünftigen Gedanken und Einstellungen, wie z. B. „Man muß von allen Personen, die einem wichtig sind, praktisch immer geschätzt werden"-„Das Leben ist schrecklich, fürchterlich oder katastrophal, wenn Dinge nicht so laufen, wie man sich das wünscht" – „Die Vergangenheit bestimmt völlig unsere Gegenwart, und was uns einmal stark geprägt hat, bestimmt für immer unsere Gefühle und Handlungen".

Solche irrationalen Überzeugungen und unlogisches Denken führen zu emotionalen Störungen. Therapeuten sollen dem Patienten dabei helfen, die irrationalen durch rationalere Ideen und Gedanken zu ersetzen. Mit ähnlicher Methodik arbeitet Beck, der vor allem in der Behandlung von Depressionen sehr große Erfolge erzielt: Er geht davon aus, daß Depressive ein negatives Selbstbild haben, ihre Erfahrungen negativ bewerten und ohne Hoffnung in die Zukunft schauen. Er interpretiert Depressionen als Folge ungünstiger Denkweisen. Erst seit Mitte der 90er Jahre ist bekannt, daß bei Depressionen Stoffwechselveränderungen im Gehirn nachweisbar sind, die durch antidepressive Medikamente und durch eine spezifische Kognitive Verhaltenstherapie in gleicher Weise günstig beeinflußt werden können.

Wenn der Partner trinkt

Alkoholismus wird zu Recht auch als Familienkrankheit bezeichnet. Das heißt ganz einfach, daß die gesamte Familie darunter leidet, wenn ein Mitglied alkoholkrank ist. Da ist jemand, der mit Alkohol nicht mehr so umgehen kann wie früher. Mag sein, daß Alkohol ihn früher lockerer machte, fröhlicher, unterhaltsamer, vielleicht auch angepaßter, nicht so schnell müde, auf angenehme Weise weniger gehemmt. Es war nie langweilig, der Alkohol brachte Schwung in das Zusammenleben.

Doch allmählich, ohne daß es zunächst jemand so recht bemerkt, nimmt der Alkohol immer mehr Raum ein in der Beziehung, immer mehr Geld wird dafür verbraucht: Es gibt häufiger Ärger, weil zu viel getrunken wird, der Trinker reagiert immer gereizter, sowohl auf Alkohol als auch auf die Vorhaltungen, die darauf folgen. Er sucht stets Anlässe zum Trinken, freut sich über jeden mittrinkenden Besuch.

Bereits kleine Auseinandersetzungen innerhalb der Familie führen zum Trinken („Du hast mich schließlich wütend gemacht"). Irgendwann wird heimlich getrunken, werden Vorräte versteckt, kommt es zu Ausreden und Lügen. Der Kranke rafft sich zwischendurch zu gewaltigen Versprechungen auf, die zwar überzeugend vorgebracht, aber nie eingehalten werden.

Alle sind machtlos

Die Menschen seiner Umgebung fühlen sich selbst immer schlechter, immer enttäuschter, immer machtloser, nicht in der Lage, das Familiengefüge wieder in Ordnung zu bringen. Der Trinkende widersetzt sich allen Versuchen, ihn zur Änderung seines Trinkverhaltens zu bringen. Auch scheinbar einfach zu erfüllenden Bitten kommt er nicht nach: „Trinke doch etwas weniger, ... nicht, wenn die Kinder dabei sind ... nicht, wenn Besuch da ist ..." Bei jedem neuen Versprechen – „morgen höre ich auf, ehrlich!" – wächst die Hoffnung, um dann doch wieder enttäuscht zu werden.

Das Weitertrinken des Angehörigen, der längst nicht mehr anders kann, wird von der Familie als persönliche Kränkung erlebt, als absichtliche Verletzung.

„Wenn Dir etwas an mir liegt, hör doch auf, Du hast es mir doch schon so oft versprochen!" –

Und wieder wird das Trinken fortgesetzt, es wird immer schlimmer. Der Partner versucht mit immer größerer Kraftanstrengung, „die Familie zu retten", also den Trinkenden vom Alkohol abzuhalten. „Was sollen die Leute denken?" ... „Was wird aus Deinem Arbeitsplatz, wenn Du dort auch so bist wie hier zu Hause?" ... „Siehst Du nicht, was Du mir und den Kindern antust?"

Angst kommt auf

Und wieder folgen Versprechungen, die wieder nicht eingehalten werden, wieder sind alle enttäuscht – übrigens auch der Trinkende. Alle Bitten, Appelle und Drohungen bleiben vergeblich und münden bei allen Beteiligten in Angst, große Angst. Eine gute Ehefrau, ein guter Ehemann geben aber nicht einfach auf. Schließlich hatten sie sich einmal gelobt, „in guten wie in schlechten Zeiten" zusammenzustehen; sich „zu ehren", gelingt allerdings nicht mehr. Nun gilt es, wenigstens ein weiteres Abrutschen zu verhindern, mit dem Status quo kommt man ja gerade noch zurecht, nur *noch* schlimmer darf es nun wirklich nicht werden! Jetzt werden alle Kräfte mobilisiert, die Krankheit zu verheimlichen, damit die Kinder „nichts davon merken" und vor allem niemand aus der weiteren Umgebung – entferntere Verwandte, Freunde, Arbeitskollegen und Vorgesetzte.

Jetzt beginnen die Angehörigen selbst, zu vertuschen und zu lügen: „Sie hat leider Migräne und kann zur Feier nicht mitkommen ...", „mein Mann hat sich am Wochenende den Magen verdorben, er kann heute leider nicht zur Arbeit kommen ...", „der Papa ist müde, ihr müßt schön leise sein, und bringt keine fremden Kinder zum Spielen mit ..."

Die Familie zeigt Zusammenhalt, es sieht so aus, als halte sie die Belastung gut aus, indem sie nach innen zusammenrückt und sich gleichzeitig nach außen abschottet. Die fatale Folge: Jetzt ist nicht länger nur der Betroffene hilflos, auch die Angehörigen haben sich in Hilflosigkeit hineinmanövriert.

Wir haben Frauen erlebt, die ebenfalls alkoholabhängig wurden, weil sie versucht hatten, ihrem Mann möglichst viel „wegzutrinken", damit er gezwungen sein würde, weniger zu trinken. Andere Frauen wurden medikamentenabhängig, weil sie fanden, daß die „ganze Situation mit klarem Kopf nicht auszuhalten" sei.

Frauen halten „besser" durch als Männer: Nur ein Drittel der alkoholabhängigen Männer werden von ihren Frauen verlassen, aber zwei Drittel der abhängigen Frauen finden sich irgendwann allein wieder. Die „Durchhaltenden" müssen aber zwangsläufig sich selber verändern, wenn sie den alkoholkranken Partner nicht ändern können. Die Kontrolle weitet sich aus: „Schläft er im Rausch mit brennender Zigarette ein? Sind genügend Alkoholvorräte zu Hause – sonst fährt er später noch betrunken fort, um selber Nachschub zu holen? Ist die Türe geschlossen, hat er den Herd abgestellt? Hält er wichtige Termine ein? Geht er in sauberer Kleidung aus dem Haus?"

Viele Aufgaben kann der Alkoholkranke nicht mehr selber erfüllen, weil ihm alles außer dem Alkohol

Nicht nur der Betroffene, sondern auch die Familie werden hilflos

83

Verlauf der Alkohol
bei Abh
Mitbe

Abhängiger

- Gelegentliches, aber zunehmendes Erleichterungstrinken
- In Gesellschaft häufig unterhaltend, spritzig, charmant
- Regelmäßiges Trinken und Steigerung der Trinkmenge
- Vorsätze, mit dem Trinken aufzuhören oder noch besser zu kontrollieren, werden häufiger gebrochen
- Schamgefühle, weil man versagt hat, Schuld dafür wird bei anderen gesucht
- Leugnen von exzessivem Trinken
- Erste Erinnerungslücken
- Häufiger Stimmungswandel
- Unberechenbare Großzügigkeit
- Vermeiden von Gesprächen über Alkohol
- Finden von Entschuldigungen für Versagen
- Zunehmende Unzuverlässigkeit
- Verlust von Interessen
- Gedanken kreisen häufiger um Alkohol
- Allgemeine Vernachlässigung (z.B. Ernährung, Kleidung, Hygiene)
- Aggressives Verhalten gegen Partner/ Kinder
- Suchen neuer Trinkpartner
- Flucht vor Gesprächen über Alkohol
- Serviles Verhalten am Arbeitsplatz
- Geldsorgen – dennoch spontan überdimensionierte Geschenke für den Partner oder die Kinder, um Aggressionen vorzubeugen
- Zunehmende Schwierigkeiten am Arbeitsplatz
- Führerscheinverlust
- Zunehmende Wesensveränderungen
- Die Alkohollibis und Erklärungssysteme brechen zusammen
- Die Machtlosigkeit gegenüber Alkohol wird geahnt und schließlich zugegeben
- Die vollständige Niederlage wird zugegeben

Prodromalphase

akute Phase

chronische Phase

Mitbetroffener

- Erste Ahnungen, daß der Partner anders trinkt
- Problematischer Umgang mit Alkohol ist hin und wieder Gesprächsthema
- Ermahnungen, sich doch bitte zusammen- zunehmen, werden vom Partner als Nörgelei und Kritiksucht abgetan
- Übernahme von Verantwortung bei alkohol- bedingten Schwierigkeiten
- Entschuldigungen und Ausreden für den Partner
- Gespräche über Alkohol werden durch Kritik und Mißachtung zunehmend vergiftet
- Zweifel an der eigenen Beobachtungsgabe, Unsicherheit in der Beurteilung des Partners
- Gefühl der Angst und Spannung vor unerwarteten Ereignissen steigt
- Zeitweise Hoffnung, daß bald alles so sein wird wie früher
- Verstärkte Hilfeversuche
- Tiefe Mutlosigkeit und Ohmachtsgefühle bei Rückfällen
- Körperliche und psychische Beschwerden nehmen zu, manchmal verbunden mit Mißbrauch von Beruhigungs- und Schlafmitteln
- Todeswünsche („Wenn er/sie doch nu gegen einen Baum fahren würde!")
- Tiefe Verzweiflung, Resignation
- Drohungen – ohne Konsequenz zu ziehen
- Absagen aller sozialen Anlä zunehmende familiäre Isola
- Zuteilung von Alkohol- rationen und Ausgieße voller Flaschen
- Angst vor Aggres- sionen
- Geldsorgen
- Erkennen, da Partners ni
- Erste Ver selbstän Perso
- Au A

Zusammenbruch

Erläuterungen zu dem Schaubild

Beide Seiten sind in Pfeilrich- tung zu lesen

Mit diesem Schaubild wird eine kompli- zierte Entwicklung in stark vereinfachter Form dargestellt. Die einzelnen Schritte müs- sen nicht zwangsläufig in der beschriebenen Reihenfolge ablaufen. Ein Ausstieg ist an jedem Punkt möglich, Rückschritte beim Genesungsprozeß kommen vor, führen jedoch nicht zwangsläufig auf den Nullpunkt zurück.

Das Schaubild soll vor allem deutlich machen, daß eine Abhängigkeit nicht auf den einzelnen beschränkt bleibt, sondern daß die Beziehungen zueinander davon betroffen sind. Verhaltensweisen können sich gegenseitig ergänzen und verstärken. Das Schaubild soll das Miteinander, Nebeneinander und Gegeneinander des Abhängigen und des Mitbetroffenen deut- lich machen. Unter „Mitbetroffene" sind Eltern, Ehepartner, Kinder, Freunde, Kollegen und Vorgesetzte – also das gesamte soziale Umfeld – zu verstehen.

‹heit und Genesung
gen und
fenen

Zufriedene alkoholfreie Lebensweise öffnet den Weg zu einem sinnvollen und sinnerfüllten Leben. Er führt über die früheren Möglichkeiten hinaus.

- Wieder gemeinsames Tragen von Verantwortung
- Verwirklichung von Wünschen
- Persönlichkeitsentwicklung
- Langsamer Aufbau erträglicher Familienverhältnisse
- Gespräche über eine gemeinsame Zukunft
- Gemeinsamer Besuch einer Selbsthilfe- / Abstinenzgruppe
- Behutsames Aufeinander-Zugehen, Überwindung sexueller Frustration
- Aufbau einer neuen, gemeinsamen Lebensführung beginnt

jetzt fließen beide Linien zusammen

Readaptionszeit

Mitbetroffener

- Bemerken, daß die Stimmungslage der Familie nicht unbedingt dem Alkoholabhängigen unterworfen werden muß
- Aggressivität gegenüber dem Partner, der (wieder) mehr und mehr selbständig wird
- Seelischer und körperlicher Zusammenbruch sind möglich
- Der eigene Umgang mit Alkohol wird zum Problem
- Kompetenzschwierigkeiten in der Familie
- über neue Rollen
- nerkennung für Durchgestandenes wird artet
- für Abstinenzleistung des Partners wird gene Kränkung empfunden
- ert durch Unverständnis der Umwelt
- rauen zum Partner
- nnen der eigenen Rolle
- penbesuch ohne Überzeugung
- e nach Ansprechpartnern
- nung läßt nicht nach
- fel am Therapieerfolg,
- ucht auf Therapeuten
- artende Haltung,
- ungsgedanken
- n an
- er versteht, daß
- zu dem Abhän-
- noch steht
- des
- e

‹habilitation

Abhängiger

- Schritte zur wirtschaftlichen Stabilisierung werden unternommen
- Ideale entstehen neu
- Verantwortung wird wieder übernommen
- Kreis beständiger Freundschaften bildet sich
- Frühere und neue Interessen werden geweckt
- Positives Körpergefühl, natürliche Entspannung und Schlaf
- Einstellung auf die Bedürfnisse der Familie/des Partners
- Selbstachtung kehrt langsam zurück
- Gefährdung durch mangelnde Gemeinsamkeit der Partner
- Angst vor der Zukunft nimmt ab
- Möglichkeit der neuen Lebensweise wird anerkannt
- Anschluß an eine Selbsthilfe/Abstinenzgruppe
- Beginn neuer Hoffnung, Aufarbeitung von Defiziten, Bestandsaufnahme
- Das richtige Denken beginnt wieder, es besteht der erklärte Wunsch nach Hilfe
- Beginn der Abstinenz/Einleitung von Therapiemaßnahmen
- Besuch einer Gruppe/Beratungsstelle

Labilitätszeit

Aufhellungszeit

Durch das Schaubild wird auch deutlich, daß der Angehörige erst dann hilfreich wirken kann, wenn er sich nicht mehr nach außen krampfhaft um Harmonie und Ausgleich bemüht, sondern als selbständige Person handelt. Erst bei Eintritt in die Alkoholabstinenz und dem Ausstieg aus der „Co-Alkoholiker"-Rolle des Mitbetroffenen ist eine beiderseitige positive Entwicklung zu selbständigen Persönlichkeiten möglich. Diese Entwicklung verläuft beim Abhängigen und Angehörigen verschiedenartig.

Die dargestellte Entwicklung zeigt als positive Lösung eine neue gemeinsame Lebensform als Ziel der Entwöhnungs- und Familienbehandlung. Andere Wege und Lösungen sind denkbar und möglich. Bei Abhängigkeiten von anderen Suchtmitteln kann der Verlauf ähnlich sein.

Rechte und Bezugsquellen:
Blaukreuz-Verlag Wuppertal, Postfach 20 16 10, Wuppertal 2
Blaukreuz-Verlag Bern, Postfach 13 96, CH-3001 Bern
Neuland Verlagsgesellschaft mbH, Adenauerallee 45, Hamburg 1

längst gleichgültig geworden ist. Er hat irgendwann ein Stadium erreicht, in dem er sich und seine gesamte Situation nicht mehr realistisch sehen, in dem er gar nicht mehr erkennen kann, was er sich und den Menschen seiner Umgebung zumutet und antut.

Der „gesunde" Partner wird folgerichtig mehr als früher aktiv. Er findet das zwar oft anstrengend und lästig, empfindet aber auch positive Seiten: Die gesteigerte Aktivität und Verantwortung bringen ihm mehr Selbstwertgefühl – „ich hätte nie gedacht, daß ich das alles könnte" – auch die Umgebung zollt Anerkennung: „Wie Du das schaffst, diesen kranken Partner zu haben und allein so gut für die Kinder zu sorgen ..."

Gelegentlich findet sogar der Trinkende, daß er ohne den Partner gar nicht leben könnte, mitunter zeigt er Dankbarkeit, mindestens aber ein schlechtes Gewissen. So kann man auch beschließen, ihm das Suchtmittel zu lassen, man kann es ja sowieso nicht ändern, und dann schließlich das Beste aus der Situation zu machen. Mit etwas Geschick wird der Trinkende wie Wachs in den Händen des nüchternen Partners.

Angehörige – Männer noch stärker als Frauen – glauben meist, das süchtige Verhalten des anderen habe mit ihnen selbst nichts zu tun. „Er/sie muß nur aufhören zu trinken – dann ist bei uns alles wieder in Ordnung!" Die Flasche ist ein sehr guter Sündenbock, sie verhindert eine echte Auseinandersetzung. „Es liegt nicht an uns, es liegt nur am Alkohol!"

Die Familie erstarrt

Die Dynamik und die persönliche Weiterentwicklung innerhalb der Familie gehen verloren, vielleicht ist eine Art von Stabilität erreicht, die aber in Wirklichkeit ein gemeinsames „Festgefahrensein" ist, aus dem es kein Entrinnen zu geben scheint. Und immer noch kommt der Alkoholkranke mit Versprechungen! Wie oft sagt er nach einer Entgiftung oder Therapie: „Jetzt habe ich es begriffen, jetzt *weiß* ich, daß ich nie wieder trinken darf. Und du wirst sehen, es klappt!"

Doch was hat sich diesmal geändert? Nichts? Nur die Wortwahl? Der Tonfall? Dann wird auch diesmal die Hoffnung wieder vergeblich sein. Trotzdem hoffen die Angehörigen erneut, machen die gleichen Fehler wie bisher. Bei der nächsten Therapie werden sie dann vielleicht von (einigen) Ärzten und Therapeuten als „Co-Alkoholiker" angegangen, der den Alkoholismus des Angehörigen gefördert, zumindest aber aufrechterhalten hat.

Sie werden dann geschult, wie sie sich verhalten sollen, damit ihr Angehöriger künftig trocken bleiben kann. Sie erhalten erneut eine Machtposition zugewiesen, um wieder in der Falle zu landen. Sie sollen und wollen (wieder) alles tun, damit der andere nicht trinkt. Der Kreis schließt sich. Ihnen wird die Verantwortung für das Trinken des Partners zugeschoben.

Angehörige können beliebig oft versuchen, das Verhalten ihres abhängigkeitskranken Familienmitgliedes zu verändern – es wird ihnen nicht gelingen, zumindest nicht dauerhaft. Also aufgeben? Oder hat man nicht doch davon gehört, daß Menschen wieder aufhören konnten zu trinken, daß es den Familien wieder besser ging? Hilfe ist möglich – aber wie? Suchen *Sie* sich Hilfe, auch wenn es „nur" Ihr Angehöriger ist, der trinkt. Seien Sie ehrlich. Geben Sie die Furcht auf, Sie würden Ihren alkoholkranken Angehörigen verraten, wenn Sie die Problematik „nach außen" tragen. Lassen Sie sich von solchen Gedanken nicht abhalten. Sie haben bereits alle Strategien versucht, die Ihnen zur Verfügung stehen – ohne Erfolg.

Wenn Sie *nicht* aufgeben wollen, müssen Sie etwas Neues unternehmen, es bleibt zu diesem Zeitpunkt nur noch die Möglichkeit, Hilfe von außen zu holen.

Nur so eröffnen Sie sich eine realistische Chance, etwas gegen diese Familienkrankheit zu unternehmen. Bedenken Sie dabei bitte, daß es nicht nur um den alkoholkranken Angehörigen geht, sondern auch um Sie selbst, um Ihre Kinder. Sich an andere zu wenden, ist keine Schande, sondern der erste richtige Schritt.

An wen können Sie sich wenden?

Mögliche Anlaufstellen sind (wie für den Alkoholkranken selbst) Suchtberatungsstellen, Selbsthilfegruppen, Ärzte und Psychotherapeuten.

Vielen fällt es am leichtesten, zunächst mit ihrem Hausarzt oder einem anderen Arzt ihres Vertrauens zu sprechen. Falls der aber sagen sollte, so schlimm sei es doch noch gar nicht, die Leberwerte Ihres Angehörigen seien doch noch im Bereich der Norm und dergleichen mehr, dann suchen Sie sich schnell einen anderen, kompetenteren Gesprächspartner.

Wenn Sie einen Psychotherapeuten aufsuchen wollen, fragen Sie zuvor, wieviel Erfahrung er mit Suchtkranken habe. „Im Rahmen meiner Ausbildung" bedeutet dann aber, daß die Erfahrung nicht ausreicht, um Sie erfolgreich beraten zu können. In der Diagnostik und Therapie im Bereich von Abhängigkeitserkrankungen ist vieles anders als bei anderen Erkrankungen, die eine Psychotherapie erforderlich machen.

In Suchtberatungsstellen (manche davon sind mehr auf Drogen, andere mehr auf Alkoholprobleme spezialisiert) hat man genügend Kenntnisse und wird Sie vorurteilsfrei beraten.

Bei Selbsthilfegruppen können Sie von vornherein sicher sein, daß Sie Menschen mit einschlägigen Erfahrungen vor sich haben! Alle haben

Entsprechendes mitgemacht, haben sich selber nicht aufgegeben, sondern tun etwas für sich.

Es ist nicht so wichtig, ob Sie eine Gruppe besuchen, in der sich ausschließlich Angehörige treffen (z. B. Al Anon neben den Anonymen Alkoholikern, wobei sich dort auch Angehörige und Alkoholkranke in einem „offenen Meeting" treffen können), oder ob Sie in gemischte Gruppen gehen, in denen Betroffene *und* Angehörige gemeinsam arbeiten. In der reinen Angehörigengruppe sind Sie unter ihresgleichen, wo es Ihnen möglicherweise leichter fällt zuzuhören und über Ihr eigenes Erleben zu sprechen. In der gemischten Gruppe erfahren Sie mehr über die Denkweisen und Lösungsversuche der Suchtkranken. Gleichgültig, in welche Gruppe Sie gehen, es wird Ihnen als erstes auffallen, daß Sie und Ihr kranker Angehöriger kein Einzelfall sind, daß es viele Menschen gibt, die verblüffend genau das gleiche erlebt haben wie Sie –, und daß Hilfe doch möglich ist.

Anfangs werden Sie möglicherweise verunsichert und enttäuscht werden, denn weder Selbsthilfegruppe, noch Arzt oder Therapeut sind die „gute Fee", die schlagartig alle Probleme löst. Sie hören, daß der Alkoholkranke gegenüber seiner Flasche machtlos ist – und daß Sie es ebenfalls sind. Also doch wieder keine Möglichkeit zu helfen?

Helfen durch Nichthelfen

Von allen Fachleuten kommt, was Ihren alkoholkranken Partner angeht, der Rat „Helfen durch Nichthelfen" – das ist für Sie anfangs wahrscheinlich schwer zu akzeptieren. Fürchten Sie sich nicht vor den Reaktionen Ihrer Umgebung. Mancher wird Sie vielleicht für herzlos halten. Na und? Es geht um Wichtigeres, nämlich um Hilfe für Ihre gesamte Familie.

Erkennen Sie zunächst, daß die Krankheit in ihrer Familie schlimmer ist, als Sie selber wahrhaben wollten; sie geht nicht einfach wieder vorbei. Akzeptieren Sie auch, daß die Alkoholabhängigkeit wirklich eine Krankheit ist, nicht Folge von Willens- oder Charakterschwäche, von böser Absicht oder Lieblosigkeit. Sie werden erst dann in der Lage sein, Ihre Vorwürfe einzustellen. Lassen Sie Ihren Partner los.

Wenn Sie die Konsummengen nicht länger versuchen zu kontrollieren, wenn Sie nicht mehr schimpfen oder weinen, beenden Sie den Machtkampf mit dem Angehörigen, die Eskalation von Beschuldigungen und Trotzreaktionen. Der Trinkende erhält die Verantwortung dafür zurück, ob und wie er trinkt.

Nur wenn Sie dem Abhängigkeitskranken die Verantwortung für sich selbst sichtbar zurückgeben, wird dieser beginnen (müssen), sich über seine Situation klar zu werden. Es wird wichtig und notwendig sein, daß Ihr Partner seine Krankheit erkennt, daß ihm deutlich wird, wie sie ihn um seine Selbstbestimmung bringt. Er kann das nur merken, wenn Sie die Folgen nicht für ihn verschleiern.

Gesundung für den Alkoholkranken und alle Mitbetroffenen wird nur möglich sein, wenn er sich seiner Krankheit stellt, vor ihr kapituliert und sich ebenfalls Hilfe sucht. Nebenbei: Merken Sie, wie schwer das bereits Ihnen als Angehöriger fällt? Ihr kranker Partner schämt sich weit mehr, hat deshalb eine viel größere Hemmschwelle zu überwinden!

Helfen Sie dem Trinkenden nicht mehr mit Ausreden, richten Sie Grenzen auf

Die Scham des Trinkers

Über die Scham schrieb Antoine de Saint Exupéry in *Der kleine Prinz:* „Der kleine Prinz, der bei dem Besuch auf einem Stern einen Trinker vorfindet, fragt diesen, warum er trinke. Der Trinker antwortet: ‚Um zu vergessen.‘ Der kleine Prinz will wissen, was der Trinker vergessen will. ‚Um zu vergessen, daß ich mich schäme‘, gesteht der Trinker. Der kleine Prinz will dann erfahren, weshalb sich der Trinker schämt. ‚Weil ich saufe‘, erklärt der Trinker und hüllt sich dann endgültig in Schweigen.“

Wenn Sie Ihre Scham- und Schuldgefühle überwinden, geben Sie Ihrem kranken Angehörigen ein positives Beispiel.

Verweigern Sie künftig Ihre Mitarbeit bei Ausreden, entschuldigen Sie Ihren Partner nicht mehr beim Arbeitgeber, bei Freunden und Verwandten. Richten Sie Grenzen auf: Wenn er Sie gekränkt hat, entschuldigen Sie ihn nicht damit, daß er das nüchtern sicher nicht gemacht hätte, sondern lassen Sie nicht zu, daß er Sie immer wieder verletzt. Sorgen Sie für sich selbst, wahrscheinlich haben Sie sich nämlich lange vernachlässigt in Ihrer Fürsorge für ihn. Pflegen Sie Ihre Freundschaften, unternehmen Sie wieder mehr, holen Sie sich Verstärkung – aber für sich, nicht für Ihren kranken Familienangehörigen. Probieren Sie aus, ob Sie sich nicht doch besser fühlen mit Gruppenbesuch, fachlicher Beratung und gegebenenfalls therapeutischer Hilfe – auch wenn Ihr Angehöriger zunächst weitertrinkt.

Sie hatten sich als Folge seines Trinkens verändert, vielleicht wird jetzt der andere sich verändern müssen, wenn Sie nicht so weitermachen

89

wie bisher. Wenn Sie ihn nicht länger dafür verantwortlich machen, daß es Ihnen schlecht geht, kann er nicht mehr Ihnen die Schuld dafür geben, daß er trinkt. Auch hier können Sie wieder ein Muster bieten, das er nachahmen kann: Übernehmen Sie die Verantwortung für sich!

Werden Sie konsequent: Kündigen Sie nur noch an, was Sie tatsächlich durchführen *können* und *wollen*. Sie werden also nur dann eine Trennung oder Scheidung ankündigen, wenn Sie fest entschlossen sind, sich tatsächlich zu trennen. Bisher waren wahrscheinlich Ihre Drohungen ebensoviel wert wie seine Versprechungen – nämlich gar nichts. Damit mußte niemand den andern wirklich ernst nehmen, die Schraube aus Drohungen und Versprechungen drehte sich endlos weiter. Beenden Sie dieses Muster und Sie werden mehr Sicherheit in sich selbst finden. Sie werden sich dann nicht mehr so leicht durch Versprechungen oder Drohungen bis hin zu Selbstmordankündigungen Ihres Angehörigen vom Weg abbringen lassen. Rufen Sie sich noch einmal die Veränderungen ins Gedächtnis, die für Sie wichtig sind:

● Eingestehen und Akzeptieren der Krankheit
● Verantwortung für sich selbst übernehmen
● Ehrlichkeit gegenüber sich und dem anderen
● Hilfe suchen und annehmen.

Welche Schritte sind für Ihren kranken Angehörigen notwendig? Die gleichen!

Wenn Sie den Veränderungsprozeß in Bewegung setzen, haben Sie eine realistische Chance, daß Ihr Angehöriger Ihnen auf diesem Weg folgt, zwar mit einigem Abstand, vielleicht auch mit geringerem Tempo – es kann aber auch sein, daß er Sie aus den Augen verliert. Überprüfen Sie sich selbst, ob Sie ihn wirklich behalten möchten. Streben Sie noch eine gemeinsame Zukunft an, oder suchen Sie vielleicht doch nur ein Alibi, um ihn ohne allzu großen eigenen Gesichtsverlust loswerden zu können? Auch in diesem Punkt ist Ehrlichkeit gefordert. Werden Sie, wenn er nicht mehr trinkt, wieder Achtung vor ihm haben können?

Vielleicht haben Sie ihn noch nie ohne übermäßigen Alkoholkonsum gekannt. Dann können Sie nicht einmal vorhersagen, wie er trocken sein wird, was auch bedeutet, daß dann auf Sie beide ein völlig neues Kennenlernen, eine noch nicht vorhersehbare Arbeit an der Partnerbeziehung zukommt.

Möglicherweise haben Sie zu dritt – er, Sie und der Alkohol – zusammengepaßt, zu zweit mag das ganz anders werden.

Manchmal müssen Sie damit rechnen, daß der alkoholkranke Angehörige Ihnen auf Ihrem Weg (noch) nicht folgen will oder kann. Dann bleibt oft keine andere Wahl, als sich zu trennen, ihn „in Liebe loszulassen". Bisweilen ist dies für den Alkoholiker sogar die Rettung. Er muß vielleicht erst diesen Tiefpunkt durchleben, die ganze Konsequenz seines Verhaltens spüren, um von sich aus den Weg in die Trockenheit zu suchen.

„In Liebe loslassen" kann manchem Alkoholiker erst die Wende bringen

Die Wende

Gerald W., Architekt aus N., berichtet: „Meine Freundin, die mich sehr liebte, hat meinem alkoholischen Treiben sehr lange zugesehen und immer wieder meinen Versprechungen geglaubt. Bis der Tag kam, als sie unterwegs war und ihre kleine Tochter lebensgefährlich erkrankte. Ich war zu betrunken, um sie ins Krankenhaus zu fahren. Danach war Schluß. Sie blieb mir weiter menschlich verbunden, aber sie hat mich verlassen. Damals war das die Hölle für mich, doch auch die Chance zum Neubeginn. An diesem Tiefpunkt faßte ich erstmals ganz ernsthaft den Entschluß, etwas gegen das Trinken zu unternehmen – und zwar nur für mich selbst. Ich habe es geschafft und bin heute noch meiner damaligen Partnerin dankbar für ihre Entscheidung. Sonst hätte sich unser gemeinsames Elend endlos fortgesetzt."

Den Partner unterstützen

Wenn Ihr Partner aber endlich bereit ist, Hilfe aufzusuchen und zu akzeptieren, unterstützen Sie ihn! Gleichgültig, ob er eine Selbsthilfegruppe aufgesucht hat oder eine Beratungsstelle, ob er sich zur Entgiftung, einer stationären Entwöhnung oder zu einer ambulanten Therapie angemeldet hat, freuen Sie sich darüber, erwarten Sie aber nicht einen sofortigen Erfolg! Fördern Sie sein Bemühen, aus der Sucht auszusteigen. Bitten Sie Ihn nicht, an dem Abend, an dem er eigentlich seine Gruppe besuchen sollte, eine wichtige Erledigung für Sie zu machen. Geht er in eine stationäre Therapie, bleiben Sie zwar mit aller Arbeit allein, vergessen Sie aber nicht, daß Sie vorher auch ohne seine Hilfe auskommen mußten. Beklagen Sie sich jetzt nicht über Ihr Alleinsein – Sie liefern ihm sonst einen guten „Grund", seine Behandlung abzubrechen. Nutzen Sie das Alleinsein, um sich selbst zu überprüfen, wie Sie sich dabei fühlen. Wir haben Angehörige kennengelernt, denen es lieber war, der Partner war zu Hause, wenn auch betrunken. Viele reagierten während der Therapie mit Eifersucht: auf Therapeuten, Mitpatienten – sogar auf die eigentliche Therapie: „Er hat getrunken und bekommt jetzt Hilfe und viele Streicheleinheiten – ich war immer die Leidtragende, um mich kümmert sich niemand. Ich werde einmal mehr alleingelassen!"

Nehmen Sie auch in dieser Zeit die Verantwortung für Ihr Wohlbefinden in die eigenen Hände. Wenn Sie Hilfe wünschen, suchen Sie sich Unterstützung. Überlegen Sie, was für Sie wichtig ist: Gruppe, Beratungsstelle, (ambulante) Therapie. Sie helfen damit nicht nur sich, sondern unterstützen auch die Veränderungen Ihres Partners.

Nutzen Sie auch das Angebot für Partner- und Familiengespräche in der Therapie-Einrichtung Ihres Partners. Derartige Gespräche gehören zu jeder qualifizierten Entwöhnungstherapie. Seien Sie ehrlich, auch dort. Die Therapeuten brauchen die richtigen Informationen. Sonst kommt es dazu, daß zum Familienseminar angereiste Partner sich entsprechend dem Drehbuch verhalten, das ihr kranker Angehöriger konstruiert hatte. Therapeuten auszutricksen, mag zwar eine Art von sportlichem Ehrgeiz befriedigen, bringt aber niemandem einen Fortschritt und verschlechtert die Prognose – für beide. *Ohne Offenheit und Ehrlichkeit gibt es bei Suchterkrankungen keine Besserung.*

Viele Teilnehmer eines Familienseminars erwarten, daß hier endlich die „Schuldfrage" geklärt werde. Lag es am Betroffenen selber, seiner Herkunftsfamilie, der Partnerschaft, dem beruflichen Umfeld? Es mag zwar ganz spannend sein, zu überprüfen, welche Teile der Biographie suchtfördernd gewesen sein mögen, doch ergibt das nur Hypothesen, keineswegs sichere Hinweise. Ließen sich exakt die Bedingungen nachweisen, die in die Sucht führen, wären Vorhersagen möglich, die dann für jeden gelten müßten, der unter diesen Bedingungen lebt.

Was wäre gewonnen, wenn Sie mehr über die individuelle Entstehung der Alkoholabhängigkeit Ihres Partners wüßten? Vielleicht wäre es ja ganz angenehm für Sie, wenn die Beziehung zwischen seiner Mutter und ihm ausschlaggebend gewesen wäre, aber auch dann ließe sich die Vergangenheit nicht rückgängig machen. Trotzdem scheint es sinnvoll, die Trinkanlässe einmal zu überprüfen, wichtig auch festzustellen, welche Belohnungen das Trinken einmal brachte. Aber Vorsicht: Wenn es früher einmal im Biergarten mit Freunden sehr lustig zuging, wenn die gemeinsame Sexualität freier von Hemmungen war, gilt das nur für *früher*. Die „schöne Zeit" des unbeschwerten Trinkens ist für immer vorbei.

Wenn Sie Kinder haben und die therapeutische Einrichtung Ihnen die Möglichkeit gibt, auch die Kinder zum Familienseminar mitzubringen, dann sollten Sie dieses Angebot nutzen. Vielleicht glauben Sie, die Kinder hätten nichts oder „so gut wie nichts" von der familiären Alkoholproblematik mitbekommen. Sie irren sich! Auch Ihre Kinder können Entlastung brauchen. Noch wichtiger ist wahrscheinlich, daß Ihre Kinder für ihr Leben lernen: Probleme lassen sich lösen, mit Ehrlichkeit, aktivem Bemühen und mit fachlicher Hilfe.

Vielleicht erleben Ihre Kinder hier erstmals, daß alle Familienmitglieder sich gemeinsam zusammensetzen, um eine konstruktive Lösung für ein Problem zu finden. Sie erfahren, daß es Sinn macht, nicht vorzeitig aufzugeben, sondern aktiv zu werden, und daß jeder in der Familie dazu beitragen kann, daß es dem Kranken *und* allen anderen Familienmitgliedern bessergeht.

Sie werden aber auch gemeinsam feststellen, daß es immer noch ein langer Weg ist. Freuen Sie sich, wenn schon einmal die Richtung stimmt! Geduld benötigen Sie immer noch. Freuen Sie sich aber mit Ihrem Partner über jeden, auch kleinen Fortschritt, den er macht oder den Sie beide gemeinsam schaffen. Nehmen Sie Anteil an seiner Therapie, hören Sie ihm gut zu, wenn er darüber berichtet. Er wird sich in vielem verändern, und für Sie wird es leichter sein, wenn Sie nicht plötzlich mit Ihrem „neuen"

Partner konfrontiert sein werden, sondern wenn Sie bereits seine kleinen Schritte begleiten und „mitgehen" konnten.

Nach Hause kommt kein Heiliger

Solange die Therapie noch nicht abgeschlossen ist, hoffen Sie vielleicht noch, daß danach alles leichter sei, daß ohne den Alkohol alle Probleme gelöst seien. Aber zurück zu Ihnen wird ein Mensch kommen, kein Heiliger. Sie werden alle Probleme haben, die es in den anderen Partnerschaften auch gibt, vielleicht haben Sie aber den Vorteil, sie schneller zu erkennen und viel bewußter damit umgehen zu können.

Wie geht es weiter, wenn Ihr Angehöriger abstinent nach Hause zurückkehrt? Damit ist nur ein Zwischenziel erreicht. Es gilt, Tag für Tag die Abstinenz zu bewahren. Für Ihren Angehörigen bedeutet das viel mehr Anstrengung, als Sie sich vielleicht vorstellen können. Was bedeutet *Ihnen* schon ein Glas Wein oder Bier? Sie können es trinken oder nicht. Für Sie ist es auch unwichtig, ob in dem Stück Kuchen, das Sie essen, ein wenig Alkohol enthalten ist.

Ganz anders bei Ihrem Angehörigen. Er muß auch gegenüber kleinsten Alkoholmengen wachsam sein. Fragen *Sie* einmal den Ober, bei

Wenn sich die Familie zusammensetzt, um gemeinsam eine konstruktive Problemlösung zu finden

93

dem Sie Ihr Essen bestellen, ob das Gericht, das Ihnen zusagt, Alkohol enthält. Wie leicht fällt Ihnen das Fragen? Sie dürfen davon ausgehen, daß es zumindest anfangs Ihrem Partner noch wesentlich schwerer fällt, schämt er sich doch wahrscheinlich immer noch seiner alkoholischen Vorgeschichte und befürchtet (meist fälschlicherweise), anhand seiner Frage wisse jeder genug, um ihn verurteilen zu können.

Sie haben Angst vor einem eventuellen Rückfall – *er* auch! Einen Teil seiner Kräfte braucht er, die notwendige Wachsamkeit seinem alten Suchtmittel gegenüber aufzubringen. Gleichzeitig steht er vor der Aufgabe, sein Leben neu zu ordnen. Jahrelang hat er nicht nur Sie, sondern auch sich selbst und seine Bedürfnisse vernachlässigt, hat sich nicht mehr positiv eingeschätzt, sich nicht wahr- und nicht ernstgenommen. Gleichzeitig möchte er vielleicht vieles wieder gutmachen. Er sieht sich einer Vielzahl von Forderungen gegenüber, von denen er noch nicht weiß, ob er sie wirklich erfüllen kann.

Er muß sich seiner Vergangenheit und einer noch unerprobten Gegenwart stellen. Alle Emotionen erlebt er nun „ungefiltert", er kann sich zwar freuen, daß sein Erleben um vieles reicher und erfreulicher wird, gleichzeitig findet er aber auch heraus, daß jetzt „alle Schmerzen stärker weh tun". Er fühlt neue Kräfte – und

weiß noch nicht so recht damit umzugehen.

Er weiß, daß er wieder in der Lage ist, für sich selbst zu entscheiden und über sich zu bestimmen. Da ist aber noch die alte „Arbeitsteilung" wirksam, aus der Zeit seiner Sucht, als Sie ihm, anfangs eher ungern, viele Tätigkeiten und Entscheidungen abnehmen mußten. Er hat damals seine Autorität innerhalb der Familie verloren, möchte sie jetzt zurückhaben, Sie wollen vielleicht erst noch abwarten. Er hat nicht mehr ständig ein schlechtes Gewissen, ist damit nicht mehr so leicht manipulierbar wie früher. Als trockener Alkoholiker sieht er die Dinge wieder klar, er meldet sich als souveräner Mensch zurück. Er gibt, wenn er sich im Recht glaubt, nicht mehr nach, wie er es in der Trinkzeit oft tat. Er wird kantiger, unbequemer, ist nicht mehr „pflegeleicht".

Er erwartet, daß seine Abstinenz mit allen ihren positiven Veränderungen eine Leistung ist, die Anerkennung und Wertschätzung verdient – Sie geizen damit vielleicht noch. Wir haben oft von Angehörigen gehört: „Das ist doch schließlich alles selbstverständlich, nach dem, was er uns alles angetan hat!" oder „Ich kann die schreckliche Vergangenheit nicht vergessen, ich will es auch gar nicht!" Eine früher in der Trinkzeit des Partners erworbene Machtposition – und darum handelt es sich – gibt niemand gerne auf.

Ihre Kinder haben sich wahrscheinlich in seiner Trinkzeit mit Ihnen verbündet und reagieren jetzt eifersüchtig, wenn Sie sich wieder stärker Ihrem Partner zuwenden. Ihr Partner muß jetzt auf Ihre Loyalität zählen können. Ihren Kindern muß klargemacht werden, daß sie jetzt wieder zwei Elternteile haben, daß sie daher zwar die Exklusivbeziehung zu dem einen Elternteil verlieren, daß sie aber das andere Elternteil wieder hinzugewinnen. Kinder sollten grundsätzlich auch erfahren, nicht nur in Alkoholikerfamilien, daß Vater und Mutter nicht nur ihre Eltern sind, sondern auch ein Paar, das nicht ausschließlich für die Kinder da zu sein hat, sondern auch als Partner gegenseitig füreinander.

Sie werden beide neu oder wieder lernen müssen, auf konstruktive Weise zu streiten, Kompromisse zu erarbeiten, sich gegenseitig nicht zu bevormunden. Bemühen Sie sich, nicht für ihn oder über ihn zu entscheiden. Entscheiden Sie z. B. nicht allein, ob Ihren Gästen Alkohol angeboten wird oder nicht, sondern besprechen Sie das mit ihm.

Bereden Sie auch mit ihm, wie Sie es künftig mit Ihrem eigenen Alkoholkonsum halten wollen und was seine Vorstellungen dazu sind. Partnerinnen sind sehr oft spontan bereit, künftig freiwillig abstinent zu leben, Partner von Alkoholikerinnen sehr viel seltener. Verlangt werden kann es aber von niemand, zumal der abstinent gewordene Alkoholiker ja auch lernen muß, weiter in einer Welt zu leben, in der rund um ihn herum getrunken wird.

Fair miteinander umzugehen, gerade auch bei gegensätzlichen Meinungen und Einschätzungen, läßt sich lernen, notfalls mit einigen Beratungsstunden bei einem Psychotherapeuten bzw. einem Paar- und Familientherapeuten. Sie müssen in Ihrer Beziehung nun zum zweitenmal lernen, miteinander umzugehen und Lösungen zu erarbeiten, weil sich Ihre Partnerschaftskonstellation grundlegend verändert hat.

Diese wenigen Hinweise zeigen, daß die Abstinenz Ihres Partners nicht das Ende aller Anstrengungen bedeutet, sondern eine Menge neuer Arbeit für Sie beide. Damit erhalten Sie aber auch eine Vielfalt neuer Chancen. Positive Veränderungen erwachsen in aller Regel nur aus Krisen und schmerzhaften Erfahrungen. So lange unser Leben problemlos verläuft, haben wir schließlich keinen Anlaß, etwas daran zu verändern. Erst wenn alte Wege uns nicht mehr weiterführen, sind wir gezwungen, uns neue zu suchen.

Für die Stabilisierung Ihres jetzt abstinenten Angehörigen ist es für ihn selber wichtig, immer wieder zu überprüfen, welchen Gewinn seine Abstinenz ihm bringt – für ihn als Person, für seinen Familien- und Freun-

*In einer Beziehung
ohne Flasche
müssen sich beide
Partner neu
orientieren und
weiterentwickeln*

deskreis, für seine Arbeit und seine Freizeit. Überdenken auch Sie Ihre Vorteile infolge seiner Abstinenz. Sie werden die Veränderungen bewußter erleben und dadurch Kraft gewinnen, die Ihnen allen zugute kommen wird.

Bedenken Sie auch, daß er sich in seiner Therapie weiterentwickeln mußte und konnte; diese Entwicklung geht gerade in der Anfangszeit seiner Abstinenz weiter. Wenn Sie ein Paar bleiben wollen, kommen Sie nicht umhin, sich ebenfalls weiterzuentwickeln! Das ist keine Strafe, sondern eine Chance.

Auch für Sie wird ein Gruppenbesuch hilfreich sein, Sie können die Erfahrungen anderer nutzen, um Ihre eigenen Veränderungen zu kontrollieren, schließlich sind Sie wieder „Anfänger" in einer Beziehung ohne Flasche.

Schauen Sie genauer hin: Wie verhält es sich jetzt in Ihrer Paarbeziehung mit dem Geben und Nehmen? Unter dem Vorwand „Ich muß jetzt hauptsächlich für mich selber sorgen, ich muß egoistischer werden" wollen manche trocken gewordenen Alkoholiker nur noch nehmen, nicht mehr geben – das sollten Sie nicht hinnehmen. Ebenso partnerschaftsfeindlich wäre Ihre Einstellung: „Jetzt soll er erst einmal alles wiedergutmachen, danach werde ich ihm dann auch wieder etwas geben ..."

Achten Sie beide auf gegenseitige Wertschätzung, und das nicht nur

schweigend, sondern offen ausgesprochen. Auch mit Worten kann man streicheln!

Wie gehen Sie heute beide mit Konflikten um? Sie müssen noch mit starken Stimmungsschwankungen bei Ihrem Partner rechnen, klären Sie miteinander, wie Sie beide am besten damit zurechtkommen. Wie gehen Sie mit Trauer und Verlust um? Können Sie sich gegenseitig trösten? Wie bewältigen Sie beide den alltäglichen Stress, auch die (hoffentlich seltener auftretenden) Krisen?

Gelingt es Ihnen, Grenzen zu setzen, gegenüber den Kindern, aber auch gegenüber Freunden und Verwandten? Vielleicht möchten die Helfer aus der „nassen" Zeit ihre damals erworbene Position des unverzichtbaren Helfers nicht wieder abgeben. Dokumentieren Sie offen, daß Sie (wieder) zusammengehören!

Sorgen Sie beide für gemeinsame schöne Erlebnisse, Sie sollten endlich wieder viel Spaß miteinander erleben können. Dabei wird es Ihnen gut gehen – und danach haben Sie gemeinsame schöne Erinnerungen, erfreulichen Gesprächsstoff.

Pflegen Sie wieder Ihre gemeinsame Sexualität! Gab es in der nassen Zeit unangenehme Erlebnisse – Vernachlässigung, Lieblosigkeit, Rücksichtslosigkeit bis Gewalt, aber auch Minderung von Libido und Potenz – die sich heute noch störend und hemmend auswirken, sollten Sie therapeutische Hilfe suchen, je eher, um so besser.

Überprüfen Sie Ihr gegenseitiges Vertrauen. Das war früher vermutlich mehr oder weniger zerstört, bemühen Sie sich, es schrittweise wiederaufzubauen.

Achten Sie bei allem Einsatz für Sie beide als Paar und als Familie auch darauf, daß jeder genügend Zeit, Raum und Intimität für sich be- oder erhält. Nach unseren Erfahrungen benötigen ehemals Suchtkranke mehr Rückzugsmöglichkeiten als andere Menschen. Sie haben vieles noch mit sich zu bearbeiten, müssen auch den richtigen Umgang mit ihren Stimmungsschwankungen finden. Aber auch Sie sollten die Möglichkeit haben und nutzen, sich Zeit und Platz für sich selbst zu nehmen. Ihr Wohlbefinden sollte jetzt nicht mehr in dem Ausmaß wie früher vom Befinden des anderen abhängen.

Überprüfen Sie auch Ihre praktische Kooperation. Arbeiten Sie in einer Weise „Hand in Hand", die Ihnen beiden guttut? Ihre Geschlechterrollen haben sich während der Krankheitszeit sicher verschoben, weil der „Gesunde" Aufgaben des „Kranken" übernehmen mußte. Vielleicht wollen Sie Teile des veränderten Musters beibehalten, mit Sicherheit aber auch andere Teile wieder verändern. Auch diese Umstellungen sollten Sie in gemeinsamer Absprache ändern – fair, offen und sachlich.

Klarheit tut not

Sie können vieles ausprobieren, Sie können experimentieren – aber dabei immer miteinander sprechen, offen sein. *Klarheit* ist, was Ihr Partner am dringendsten braucht, um seine erst mühsam erworbene und noch täglich zu erkämpfende Abstinenz zu erhalten, von *Klarheit* werden aber auch Sie, Ihrer beider Beziehung und die gesamte Familie profitieren.

Wenn es Ihnen nicht gut geht, wenn Sie etwas stört oder ärgert, wenn Sie unter Ängsten leiden, sagen Sie es ihm, aber in der Ich-Form, also z. B. „Ich habe Angst, daß die geplante Feier gefährlich werden könnte", nicht „Du solltest diese Feier nicht besuchen", „Hilfst Du mir bitte" statt „Du siehst schon wieder nicht, wie schlecht es mir geht!"

Diese Hinweise wirken sich nicht nur in Alkoholikerfamilien günstig aus, sondern in allen. Alkoholikerfamilien erfahren aber die Notwendigkeit und damit die Chance, sich intensiv auseinanderzusetzen. *Sie* können zwar nicht für Ihren Partner trocken bleiben, Sie können sich aber gemeinsam weiter entwickeln – und das stützt seine Abstinenz.

Was sollten Sie vermeiden?

Geben Sie ihm keinen Begrüßungskuß, nur um mißtrauisch an ihm schnuppern zu können. Wenn Sie

97

Angst haben, er könnte getrunken haben, dann sagen Sie das offen. Sie sollten nicht alte Vorwürfe wiederholen, wenn es dazu keinen Anlaß gibt. „Sammler", die alle früheren Kränkungen und Enttäuschungen jederzeit abrufen können, sind keine fairen Partner. Sie sollten nicht *über* ihn entscheiden, sondern *mit* ihm.

Bieten Sie ihm oder ihr niemals „zur Feier des Tages" ein Glas Sekt oder ähnliches an. Diese gedankenlose Geste kommt häufiger vor, als man glaubt. Eine junge abstinente Mutter, die von Ihrem Mann mit dem neugeborenen Sohn aus dem Krankenhaus abgeholt wurde, erhielt von ihm ein solches Glas Sekt – und konnte in den nächsten Wochen weder ihr Baby versorgen noch die übrige Familie oder auch nur sich selbst.

Sie sollten sich nicht beklagen: „Eigentlich würde ich jetzt gerne ein Glas Wein mit Dir trinken, das wäre so gemütlich ..." Viele Partner und Partnerinnen hatten sich eigentlich nur gewünscht, daß der andere wieder „normal" trinken könnte, die totale Abstinenz war vielleicht gar nicht in ihrem Sinne. Doch das ging allen Alkoholkranken auch einmal so. Wohl alle haben versucht, nicht-süchtig zu trinken und haben sich dann, nach vielen Versuchen, aus nackter Notwendigkeit für die uneingeschränkte Abstinenz entschieden.

Werten Sie nicht seine Selbsthilfegruppe ab („Mußt Du schon wieder zu Deinen Säufern?"), seien Sie auch nicht eifersüchtig. Seien Sie froh, daß er sich draußen Hilfe sucht.

Umgang mit einem rückfälligen Partner

Wenn Sie beide ein offenes und vertrauensvolles Verhältnis zueinander pflegen, können Sie Anhaltspunkte für eine drohende Gefährdung sicher frühzeitig erkennen. Sie wissen, daß traurige wie auch erfreuliche Situationen Anlaß für einen Rückfall bieten können. Sie kennen die Vorzeichen der Gefährdung. Schweigen Sie nicht, hoffen Sie nicht still, daß die Gefahr vorüberziehe, sondern reden Sie! Rückzug und Heimlichkeiten gehören zur Flasche, nicht zur Nüchternheit. Erleichtern Sie es Ihrem Partner, mit seinen Freunden aus der Gruppe zu reden, ermuntern Sie ihn, sich mit Essen und (alkoholfreien) Getränken gut zu umsorgen. Überlegen Sie gemeinsam, was ihm helfen kann, ein Problem, eine Verstimmung, eine Euphorie gesund zu überstehen.

Wenn es dennoch geschehen ist?

Ihr Partner hat wieder getrunken. Auch wenn Sie zunächst glauben, Ihre neue Welt liege jetzt bereits in Scherben, analysieren Sie, was geschehen ist, suchen Sie Hilfe – am besten für Sie beide. Pflegen Sie kein

Vertuschen, keine Heimlichkeit, sondern Ehrlichkeit und Offenheit. Rufen Sie den Hausarzt an, wenn er es nicht schafft, holen Sie sich Entlastung bei Freunden, die Ihre Probleme kennen. Je eher Hilfe einsetzt, um so leichter gelingt es, aus dem Rückfall wieder herauszufinden.

„Sorgen ertrinken nicht im Alkohol. Sie können schwimmen."

Heinz Rühmann

Kinder und Alkohol

Wie trinkende Mütter ihre Babys schädigen

Alkoholismus ist auch eine Familienkrankheit – das haben wir schon beschrieben. Die schwächsten Mitglieder der Familie sind die Kinder, und sie trifft es ganz besonders, vor allem, wenn die Mutter alkoholkrank ist. Trinkt die werdende Mutter während der Schwangerschaft weiter, greift der Alkohol massiv in die gesamte Entwicklung des Babys ein. Bereits zwei bis drei Drinks pro Tag, das entspricht 25 bis 35 Gramm Alkohol, führen zu einem stark verminderten Geburtsgewicht.

Sind die Folgen stärker, sprechen wir von Alkoholembryopathie. Sie umfaßt neben leichteren Formen vor allem das (komplette) fetale Alkoholsyndrom (FAS). In Deutschland leidet eins von 300 Neugeborenen an FAS, pro Jahr werden ca. 2200 Kinder mit dieser Schädigung geboren. Damit ist FAS die häufigste Form von geistiger Behinderung, noch häufiger als das Down-Syndrom (früher als Mongolismus bekannt). Das Risiko einer Alkoholikerin, ein FAS-geschädigtes Kind zu bekommen, erreicht bis zu 43%. Es ist abhängig davon, wie groß die während der Schwangerschaft getrunkenen Alkoholmengen waren und wie lange die Mutter bereits trinkt. Bekommt eine Alkoholikerin mehrere Kinder, ohne ihr Trinkverhalten zu ändern, wird das jeweils folgende der Kinder stärker geschädigt sein. Beendet sie aber ihren Alkoholkonsum, wird sie auch wieder ganz gesunde Kinder zur Welt bringen können.

Kinder mit FAS sind auf so typische Weise geschädigt, daß andere Ursachen nicht in Betracht kommen. Die Kinder sind vor und nach der Geburt minderwüchsig, sie haben Untergewicht und leiden unter Muskelschwäche. Zu den typischen Anomalien gehört die Mikrozephalie (Umfang und Inhalt des Schädels sind verkleinert). Das Gesicht wird geprägt durch eine verkürzte Nase, fliehendes Kinn, schmale Lippen, spezifische Augenformen und -stellungen. Diese Gesichtsveränderungen sind oft so typisch, daß der Arzt sofort die Diagnose Alkoholembryopathie stellen kann, ohne Informationen über das Trinkverhalten der Mutter zu haben.

Auch das Zentralnervensystem ist geschädigt – in der Ausprägung meist analog zum Schweregrad der körperlichen Symptome. In der Folge kommt es bei den Kindern, die geistig retardiert und übererregbar sind, zu Verhaltensstörungen. Alle diese Schäden sind nicht besserungsfähig, auch bei bester Förderung bleiben die Kinder in aller Regel unfähig, allein mit ihrem Leben fertigzuwerden.

Untersuchungen haben zudem gezeigt, daß bereits ein nicht-abhängiger Alkoholkonsum der Mutter während der Schwangerschaft das Zentralnervensystem der Ungeborenen schädigt. Alkohol ist bekanntlich ein Nervengift, und das sich erst entwickelnde Gehirn des Embryos wird davon sehr leicht beeinträchtigt. Da es keine „sichere Menge" gibt, sollte jede Mutter während der Schwangerschaft unbedingt abstinent leben.

Bei deutlicher Ausprägung der Schädigung werden schon im Kleinkindstadium in fast allen Hirnfunktionen Auffälligkeiten vermerkt, wie Zittern, Eß- und Schluckstörungen, Unruhe, gestörter Schlaf-/Wachrhythmus, Koordinationsstörungen, Verzögerungen in der Bewegungs- und Sprachentwicklung. Bei geringerer Ausprägung fallen die Kinder vielleicht erst im Vorschul- oder Schulalter auf. Wenn die Vorgeschichte dann nicht bekannt ist, werden die auftretenden Leistungs- und Verhaltensstörungen leicht verkannt. Manche dieser Kinder sind nicht schulfähig, etwa die Hälfte von ihnen kann lediglich eine Schule für Lernbehinderte besuchen. Und sie sind in ihrer weiteren Entwicklung stark suchtgefährdet: Sie haben sich bereits vor ihrer Geburt an Alkohol gewöhnt, gewöhnen müssen.

Prof. Dr. Hermann Löser von der Universitäts-Kinderklinik Münster schreibt: „Das Kind ist abhängig von der Mutter, diese aber abhängig vom Alkohol ..." Die Kinder werden nicht konstant und zuverlässig gepflegt, auch die liebevolle Zuwendung, die jedes Neugeborene braucht, können diese Mütter nicht geben. Erschwerend wirken die Selbstvorwürfe der Mutter, ihr Kind geschädigt zu haben. Ein guter „Grund", aus Verzweiflung weiterzutrinken ... So muß die Mutter innerhalb der Familie soweit unterstützt werden, z. B. durch Verwandte oder Familienhilfe, daß das Kind dort bleiben kann. Doch oft muß das Kind in eine Pflegefamilie gegeben werden.

Häufung von Risiken

Bei diesen Kindern trifft geradezu eine Häufung von Risiken zusammen: Sie haben mit einiger Wahrscheinlichkeit die Suchtdisposition von ihrer Mutter geerbt, sie kommen in eine von der Alkoholkrankheit geprägte Familie, bringen ihre körperlichen und geistigen Schäden mit in ihr Leben. Sie sprechen denn auch auf Alkohol stärker an als andere Kinder; hinzu kommt, daß sie in ihrer durch die Sucht geprägten Umgebung und die eigenen Persönlichkeitsbedingungen zusätzlich gefährdet sind. Sie sind leichter verführbar, sind vertrauensselig bis kritiklos, emotional labil. Fachleute wie Prof. Löser raten dringend, jeden Alkohol von diesen Kindern fernzuhalten, sie nicht „probieren" zu lassen oder zu einem „normalen" Alkoholkonsum erziehen zu wollen.

Was weiß man bis heute über Kinder von Alkoholikern, die ohne vorgeburtliche Schäden der eben geschilderten Art zur Welt kommen? Hier einige gesicherte Befunde:

Söhne von alkoholkranken Vätern haben das drei- bis fünffache Risiko, selbst alkoholabhängig zu werden. Bis zu 50% der Alkoholkranken haben einen alkoholkranken Elternteil. Außerdem mußten sie in ihrer Jugend mit negativen Faktoren fertig werden wie

- Vernachlässigung
- inkonsequentem Erziehungsverhalten
- mangelnder Unterstützung
- Überforderung
- sozialer Isolierung
- Mangel an emotionaler Wärme
- Abschieben in (vermeintliche) Verantwortung
- häufig auch wirtschaftlichen Problemen.

In Familien mit Abhängigkeitsproblemen ist auch die Zahl der Trennungen besonders hoch. Es ist sicher jedem einsichtig, daß solche Problemansammlungen die Flucht in die Sucht begünstigen. Aber weder die genetischen noch die beschriebenen Umweltfaktoren machen die spätere Abhängigkeitserkrankung zwingend.

Einen Zusammenhang mit einer späteren Suchterkrankung fand der US-Forscher George E. Vaillant zwischen späterer Abhängigkeit und ethnischer Zugehörigkeit. Deren Bedeutung für das spätere Trinkverhalten erklärte Vaillant anhand zweier „Extremgruppen", nämlich der irischen und italienischen Einwandererfamilien.

In italienischstämmigen Familien lernen bereits die Kinder ein „soziales Trinken". Niedrigprozentige alkoholische Getränke (Wein, für die Kinder verdünnt mit Wasser) werden zu Hause im Familienkreis getrunken, hauptsächlich zu den Mahlzeiten; Betrunkensein wird nicht akzeptiert, sondern führt zu Sanktionen.

Dagegen wird in irischstämmigen Familien den Jugendlichen das Trinken von Alkohol in der Regel bis zum 21. Lebensjahr verboten, danach werden hochprozentige Alkoholika (wie Whisky) außerhalb des Hauses und außerhalb der Mahlzeiten getrunken; Betrunkenheit wird toleriert und sogar „bewundert".

Das Fazit: Unter den irischen Teilnehmern der Untersuchung fand Vaillant siebenmal so viele Alkoholiker wie unter den italienischen. Eine mittlere Abhängigkeitsquote fand sich unter den französischstämmigen Untersuchten. Die Eltern dieser Gruppe hatten ihren Kindern zwar beigebracht, angemessen mit Alkohol umzugehen , entsprechend dem italienischen Muster. Auf Trunkenheit wurde aber eher gleichgültig reagiert.

Das Trinkverhalten im Elternhaus ist also nachweislich von Bedeutung für das spätere Konsummuster der Kinder. Die Frankfurter Suchtexpertin Prof. Dr. Irmgard Vogt konstatiert: „In unserer Gesellschaft, die u. a. eine Trinkkultur kennt, ist es für Kinder und Jugendliche notwendig, den Umgang mit alkoholischen Getränken zu erlernen. Das geeignete Milieu, in dem entsprechende Lernprozesse stattfinden können, ist die Familie. ... Trinksitten werden auf diesem Wege eingeübt, und die Kontrolle über die konsumierte Menge liegt bei den Erwachsenen. ... Kinder und Jugendliche, die den Umgang mit alkoholischen Getränken außerhalb der Familie einüben, also auf der Straße, in Parks usw., gewöhnen sich leicht an unangepaßte Formen mit Alkoholkonsum und laufen große Gefahr, allmählich in die Alkoholabhängigkeit abzugleiten."

Ein Leben, besser als gut

Leben ohne Alkohol – geht das überhaupt? Die meisten Betroffenen halten das zunächst für unmöglich, die normal trinkenden Mitmenschen auch. Dort hält man sich an den Spruch des amerikanischen Schauspielers und Regisseurs, Woody Allen: „Der Mensch lebt nicht vom Brot allein – nach einer Weile braucht er einen Drink." Die „Trockenheit" steht erst einmal wie ein unüberwindliches Gebirge vor einem. Aber es geht, es geht gut, und dies ein Leben lang. Sie müssen nur ein wenig Geduld mit sich haben und Ihre Lebensführung, Ihr Verhalten ändern. Schritt für Schritt, Tag um Tag. Leben Sie nach dem 24-Stunden-Prinzip: „Heute werde ich nicht trinken." Der Entschluß für *heute* fällt Ihnen leichter als der für *lebenslang*. Sie werden sehen, es funktioniert.

Horst Zocker schreibt in seinem lesenswerten Buch „betrifft: Anonyme Alkoholiker": „Wer überleben will, muß kapitulieren, zunächst vor der Flasche, dann aber auch vor seiner bisherigen Lebenskonzeption. Wer trocken bleiben möchte, wird sein Leben von Grund auf ändern müssen." Alkoholiker, so sagt man, müssen noch einmal „leben lernen" und eine Phase der Nachreifung durchmachen.

Betrachten Sie den Weg in die Trockenheit als eine aufregende schöne Reise. Erleben Sie an sich selbst, wie Sie nach und nach in eine neue Rolle schlüpfen, wie das Suchtmittel Alkohol seine Bedeutung für Sie verliert. Das hinterläßt zunächst ein Loch, das Sie mit neuen Inhalten ausfüllen müssen und können. Anfangs sagen Sie sich noch voller Selbstmitleid „Ich *darf* nicht mehr trinken". Später einmal, wenn Sie auf dem Weg zur Nüchternheit ein Stück vorangekommen sind, sagen Sie sich voller Erleichterung: „Ich *muß* nicht mehr trinken." Halten Sie sich an die vielen Menschen in den Selbsthilfegruppen, die ihre Trockenheit regelrecht genießen.

Sie werden neue Lebensinhalte finden, neue Freundschaften schließen, alte erneuern. Sie werden Ihren beruflichen und privaten Anforderungen wieder gerecht – besser denn je und oft ohne große Anstrengung. Sie können alte Hobbies wieder pflegen, sich neue erschließen. Sie werden mit einem ganz frischen Lebensgefühl ausgestattet – „ohne Alkohol ist für mich das Gras grüner".

Wir wollen aber nicht verschweigen, daß für viele Menschen der Weg in die dauerhafte Abstinenz nicht einfach ist. Viele vermissen die früheren Höhepunkte, die der Alkohol in der „guten alten Zeit" ja mit sich brachte. Aber das ist ewig her, und zum Ausgleich müssen Sie auch nicht mehr durch die tiefen Täler, die ja wohl für das Leben mit Alkohol in den letzten Jahren eher prägend waren. Vielleicht erscheint das Leben zunächst etwas langweiliger. Der trokkene Alkoholiker muß sich in seinem neuen Lebensabschnitt erst einmal einrichten. Das braucht Zeit. Arbeiten Sie an sich, lassen Sie ganz einfach Zeit vergehen, freuen Sie sich über jeden noch so kleinen Fortschritt. Sie werden sehen: Trockenheit lohnt sich und ist allemal besser als das Chaos früherer Zeiten. Sie werden sich auf eine mittlere Lebenslinie einpendeln, in Zufriedenheit leben.

Ihnen winkt die Chance auf „ein Leben, das besser ist als gut", wie es der amerikanische Arzt Dr. Joseph A. Pursch, früher Leiter einer Alkohol-Rehabilitation in Long Beach/Kalifornien, ausdrückt. Er setzt auf die „Genesung" des Alkoholikers, was weit mehr ist als bloße körperliche Trockenheit. Pursch: „Genesung heißt umsteigen von Pillen und Drinks auf Menschen und Gefühle. Es ist ein Prozeß, der zwei bis drei Jahre dauert. Nach erfolgreicher Behandlung ... braucht der genesende Alkoholiker weder Alkohol noch andere bewußtseinsverändernde Stoffe mehr. Er wird ehrlich sich selbst gegenüber und ändert seinen Lebensstil (Arbeit, Essen, Sport, Hobbies usw.), was ebenfalls den Stress in seinem Leben mindert. In diesem Sinne zwingt die Genesung den Akoholiker, ein ethisch bewußterer und gesünderer Mensch zu werden, als er es gewesen wäre, hätte er den Alkoholismus nicht. Das heißt es, wenn ich sage: Er lebt besser als gut."

Wann wird die Trockenheit stabiler? Die meisten Rückfälle geschehen im ersten Jahr der Abstinenz, wobei es sich oft um „Rückzugsgefechte" handelt – der Betroffene hat die Abhängigkeit für sich noch nicht voll akzeptiert und versucht es wieder einmal „mit einem kleinen bißchen Alkohol." Nach rund einem Jahr wird dann die Rückfallgefahr immer geringer. Die Zeit ist also auf Ihrer Seite.

Die Abstinenz bringt nicht automatisch ein goldenes Zeitalter in Ihr Leben, macht aus Ihnen nicht einen komplett neuen Menschen. Wer vorher nicht Klavier spielen konnte, kann es auch jetzt nicht (aber es lernen). Aber die Abstinenz macht aus Ihnen wieder einen lebenstüchtigen Menschen, eine Persönlichkeit, die das Leben sehr viel intensiver und bewußter leben kann als andere. „Ich bin glücklich, trockener Alkoholiker zu sein", hört man bisweilen in den Selbsthilfegruppen von langjährig Trockenen. Das ist durchaus kein paradoxer Satz.

Euphorie und Depression

Viele Alkoholiker, die trocken werden, erleben in der ersten Zeit eine besonders positive Grundstimmung im Sinne einer Euphorie. Wissenschaftliche Erkenntnisse zu diesem Phänomen gibt es nicht, also keine biologische Begründung. Doch es liegt auf der Hand: Endlich fühlt sich der

Ohne? – Unmöglich!

Christa F. Hausfrau aus H.: „Als ich das erste Mal erfuhr, ich solle ein Leben lang keinen Alkohol mehr trinken, hielt ich das für absolut unmöglich. Schon der Gedanke, auch nur ein Jahr trocken zu bleiben, erschreckte mich. Leuten, die mir erzählten, daß sie schon zehn oder gar 20 Jahre abstinent waren, konnte ich nicht glauben. Notgedrungen, denn ich wollte schlicht und einfach überleben, richtete ich mich auf viele freudlose Jahre ein, ohne Lust und Liebe, ohne Farbe und ohne Feste. Als ich vom Ziel der Zufriedenheit hörte, kam mir in Gedanken das Bild vor Augen, wie ich traurig zu Hause im Lehnstuhl sitze, während draußen das Leben ohne mich abgeht. Das ist zehn Jahre her. Heute sehe ich es ganz anders. Sicher ist eine gewisse Gleichförmigkeit in mein Leben gekommen, aber ich bin wirklich zufrieden."

Axel F., Lehrer aus N., berichtet im Rückblick: „Als ich trocken wurde, geschah dies aus bitterer Einsicht. Aber fröhlich war ich keineswegs. Mir kam es so vor, als ob ich für den Rest meines Lebens ins Kloster müßte. Kein Kick mehr, kein Lachen, keine Freude, kein Sex – so erschien mir das künftige Leben ohne Alkohol. Erst später wurde mir klar, daß ich intensive Erlebnisse oder solche, die ich dafür hielt, immer nur in Verbindung mit dem Stoff gesehen habe. Das war ein krankhafter Fehlschluß und zeigte, welche Macht der Alkohol über mich gewonnen hatte. Sicher ist mein Leben anders geworden. Die im wahrsten Sinn des Wortes rauschhaften Höhepunkte von einst gibt es nicht mehr. Dafür aber auch nicht mehr die Abstürze ins Bodenlose. Ich fühle eine tiefe innere Ruhe, es ist, als ob ich ein zweites Leben begonnen hätte. Ohne Alkohol habe ich erstmals erlebt, wie erfüllend Liebe und Erotik sein können. Ich möchte nie mehr dahin zurück, wo ich einmal herkam."

Mensch wieder frei, es geht ihm körperlich gut, es ist für ihn wie ein Erwachen aus langer Nacht. Vieles gelingt, was vorher unlösbar erschien. „Ich könnte Bäume ausreißen!" Diese Euphorie sei jedem gegönnt, was aber leider bei vielen zu einem Nachlassen der dringend notwendigen Wachsamkeit (ver-)führt. Schließlich haben viele Alkoholkranke den Alkohol auch eingesetzt, um angenehme Gefühle zu steigern und zu intensivieren.

Nach einer gewissen Zeit vergeht die Euphorie, der Alltag holt Sie ein. Die alten Probleme sind da, neue kommen hinzu, Sie müssen Ihr Leben bewältigen so wie Ihre Mitmenschen auch. Sie müssen die Realität aushalten, wie sie ist. Früher ließ sich manches erst einmal wegtrinken. Nicht wenige sind in der Anfangszeit der Abstinenz depressiv gestimmt. Aber auch dies vergeht mit der Zeit. Stimmungsveränderungen – übermäßig gute Stimmung wie übermäßig schlechte – gehören zum Krankheitsverlauf.

Unser Rat: Tun Sie etwas für Ihr Wohlbefinden, registrieren Sie bewußt auch die kleinen Freuden und Erfolge. Leben Sie ehrlich, in Verantwortung für sich selbst und die Menschen Ihres Umfelds. Wer nur egoistisch lebt, wird mit seiner Umwelt nicht gut zusammenleben können. Wer es aber schafft, die Balance zu halten, für sich und seine Bezugspersonen günstig zu handeln, wird vieles zurückbekommen. Geteilte Freude ist immer noch doppelte Freude.

Gerade trockene Alkoholiker brauchen ausreichende „Belohnungen" und zwar andere als sie früher der Alkohol verhieß. Bei Suchtkranken, die ihr Suchtmittel aufgegeben haben, darf es von allem Guten „ein bißchen mehr" sein. Dabei haben wir

gar nichts gegen „positive Süchte", sofern sie im Rahmen bleiben, Sie sich selbst und anderen nicht schaden. Wenn Sie gerne viel arbeiten – tun Sie es, achten Sie aber auf ausreichende Entspannung. Wenn Sie sich ehrenamtlich engagieren – Ihre Umwelt freut sich. Wenn Sie endlich einen schönen Urlaub machen wollen – Sie haben es sich verdient.

Der Begriff der „positiven Sucht" wurde in den USA als Gegenstück zur normalerweise negativen Sucht geprägt, die kurzfristig zwar angenehme, langfristig aber nachteilige Folgen hat. Positive Süchte haben langfristig eher wohltuende und wünschenswerte Auswirkungen, nachdem man sich zuerst dazu überwinden muß. Beim Schwimmen beispielsweise muß man sich erst einmal ins kühle Wasser stürzen und anstrengen. Wer jedoch durchhält, wird mit Fitness und psychischem Wohlbefinden belohnt. Ähnliches gilt für andere Aktivitäten.

Tips für Ihren Weg in ein abstinentes Leben

Die „Wiedergutmachung"
Alkoholabhängigkeit hat etwas Ambivalentes. Einerseits ist sie eine Krankheit, auf der anderen Seite wird der Betroffene für sein Verhalten mit Sanktionen belegt. Die meisten Menschen sind in die Krankheit „hineingeschliddert", sie haben sie sich kei-

107

Der Abstinente kann wieder Verantwortung für sich und andere tragen

neswegs bewußt oder gar absichtlich zugezogen. Wer nimmt auch schon willentlich diese Qualen auf sich? Daher basiert dieses Buch ja auch auf dem therapeutischen Ausgleichsmodell, das nicht moralisiert, sondern den Krankheitscharakter betont – aber auch den Erkrankten zur aktiven Mitarbeit auffordert. Es wäre verfehlt, würde sich der Alkoholiker achselzuckend aus der Verantwortung stehlen mit dem lapidaren Satz „Ich bin halt krank".

Der Alkoholiker muß damit leben, daß sein Umfeld irgendwann einmal Konsequenzen zieht. Niemand ist es auf Dauer zuzumuten, mit einem „nassen" Ehepartner zu leben. Niemand kann auch dem Alkoholiker die Verantwortung für die negativen Folgen des Trinkens abnehmen, für den Verlust des Arbeitsplatzes, für Schulden und Schlimmeres.

Wenn der Erkrankte abstinent geworden ist, kann er wieder Verantwortung tragen. Er kann seine privaten Beziehungen wiederherstellen. Er ist wieder ein vollwertiges Mitglied der Erwerbsgesellschaft, er kann seine Schulden abbezahlen. Er hat keinen Grund, nun für immer gesenkten Hauptes durchs Leben zu gehen. Er kann wieder Entscheidungen treffen, also gelegentlich auch „nein" sagen. Er hat seine Abhängigkeit in den Griff bekommen, und das allein ist schon eine unglaubliche Leistung. Das sollen ihm „normale" Mitmenschen erst

einmal nachmachen. Was die Wiedergutmachung angeht: Jeder verständige trockene Alkoholiker wird „Inventur machen", seine persönliche Bilanz ins Reine bringen. Dabei weiß er eines: Am meisten geschadet hat er sich selbst.

Single, was dann ?
Viele Menschen haben durch ihren Alkoholismus ihren Partner verloren – die Frauen häufiger als die Männer. Wenn Sie einen neuen Partner, eine neue Partnerin suchen, lassen Sie sich bitte Zeit. Zunächst haben Sie mit sich selbst genug zu tun. Machen Sie nicht den Fehler, sich gleich zu Beginn Ihrer (oft fragilen) Abstinenz in eine neue Beziehung zu stürzen. Dies gilt besonders auch, wenn sich zwei Menschen, die gerade auf dem Weg in die Trockenheit sind, zusammentun. Hier ist die Gefahr groß, daß beide gemeinsam rückfällig werden. Zwei Nichtschwimmer können sich nicht gegenseitig aus dem tiefen Wasser ziehen. Besonders Frauen sollten vorsichtig sein: In Selbsthilfegruppen kommt es leider immer wieder vor, daß weibliche Neulinge unter die Obhut abstinenter Männer geraten, denen es um alles, nur nicht um das Thema Alkohol geht. Später, wenn Sie gefestigter sind, steht einer neuen Partnerschaft nichts im Wege. Dabei können sich durchaus auch zwei Betroffene binden, die stabil trocken sind.

Keine Angst vor Träumen

Selbst langjährig Abstinente berichten immer wieder, daß sie vom Alkohol träumen. Diese Träume sind oft so intensiv, daß die Betroffenen schweißnaß aufwachen und für einen Moment nicht wissen, ob sie nun tatsächlich getrunken haben oder nicht. Manche befürchten, ihre Alkoholträume könnten die Vorboten eines Rückfalls sein. Weit gefehlt: Diese Träume sind positiv, denn mit ihnen drückt das Unterbewußtsein den festen Wunsch aus, daß man nicht mehr trinken will.

Wie sag ich's ?

Viele Alkoholiker treibt in der Anfangsphase ihrer Trockenheit die Frage um, wie sie es künftig mit den Menschen Ihrer Umgebung halten sollen. Was dürfen die Nachbarn wissen, was sage ich auf dem Betriebsfest, wenn mir Alkohol angeboten wird, wem erzähle ich von meiner Krankheit?

Grundsätzlich ist das Problem weit weniger gravierend, als der Alkoholiker denkt. Sie laufen nicht mit einem Kainsmal durch die Stadt. Vorgesetzte, Nachbarn, Freunde werden zwar Ihre „nasse" Zeit mitbekommen haben, aber sie registrieren jetzt, daß Sie nicht mehr trinken. Sie können Ihnen nun ganz anders gegenübertreten. Bleiben Sie ruhig und sachlich, nehmen Sie souverän Abschied von alten Ängsten. Für die alten Fragen

(„Wer hat mich gestern in welchem Zustand gesehen, was habe ich wieder gesagt?") gibt es keinen Anlaß mehr.

Die meisten „normalen" Menschen können zwar letztlich nicht nachvollziehen, was Sie früher immer wieder zur Flasche getrieben hat. Aber wenn sie verständig und einigermaßen aufgeklärt sind, werden sie sich gemeinsam mit Ihnen über Ihre Abstinenz freuen. Auf den Kontakt mit Leuten, die dennoch weiter die Nase rümpfen, können Sie verzichten. Ebenso auf „Freunde" aus alter Zeit, die Sie wieder zum Trinken animieren wollen („Hab Dich nicht so, ein Gläschen schadet doch nicht!").

Vorsicht ist dennoch angebracht. Im privaten Kreis können Sie unbefangen über die Dinge sprechen, wenn Sie Ihre Gesprächspartner gut einschätzen können. Im Beruf empfiehlt sich Zurückhaltung, denn es gibt hierzulande immer noch beträchtliche Vorurteile.

Bremsen Sie Ihre Euphorie. Im Überschwang der neuen Trockenheit neigen viele Alkoholiker dazu, sich lustvoll zu „outen", exhibitionistisch mit allen und jedem darüber zu reden. Das ist psychologisch verständlich, doch es wirkt aufdringlich. Ihre Umwelt interessiert sich weit weniger dafür, als Sie glauben. Und verzichten Sie bitte darauf, zu missionieren. So mancher, der gerade abstinent wurde, stürzt sich in den Versuch, ganze Straßenzüge trockenzulegen. Wenn

109

*Achten Sie auf
Alkohol in Arznei-
mitteln, Speisen
und Getränken. Es
gibt alkoholfreie
Alternativen*

andere trinken oder zuviel trinken sollten, ist das deren Sache. Etwas anderes ist es, sich in den Selbsthilfegruppen zu engagieren, um anderen Alkoholikern zu helfen. Aber zunächst hat die Stabilisierung Ihrer eigenen Trockenheit Vorrang.

Wenn Ihnen in Gesellschaft Alkohol angeboten wird, müssen Sie keineswegs sagen „Danke nein, ich bin Alkoholiker". Es gibt viel elegantere Möglichkeiten:

„Danke, ich trinke keinen Alkohol" – es gibt tatsächlich viele Menschen, die nicht krank sind, aber eben keinen Alkohol mögen.

„Nein danke, ich vertrage keinen Alkohol" – oder „ich möchte aus gesundheitlichen Gründen keinen Alkohol trinken" – das wird immer akzeptiert.

Vermeiden Sie Ausflüchte wie „heute nicht, ich habe mir gestern den Magen verdorben". „Jetzt in der Fastenzeit nicht" oder „heute will ich mal Pause machen" oder „mein Arzt hat mir das kürzlich verboten". Das nämlich ist altes Verhalten. Sagen Sie einfach „Nein danke", lassen Sie nicht mal verbal einen Kompromiß zu.

Sie leben zwar in einer trinkenden Umwelt, doch angesichts eines steigenden Gesundheitsbewußtseins werden Sie bei Feiern sogar positiv auffallen, falls sich überhaupt jemand dafür interessiert, was Sie im Glas haben. Und im Beruf kommt Ihnen der Trend entgegen, daß die al-

koholgeschwängerten „Arbeitssessen" und Gelage im Büro immer verpönter werden, daß trinkende Geschäftspartner ein schlechtes Image haben.

Sehr rasch werden Sie ein Gespür dafür entwickeln, wem Sie sich wie weit anvertrauen können. Dann können Sie auch ein wenig Selbstironie einfließen lassen – etwa mit: „danke, ich habe mein Lebensfaß schon ausgetrunken".

Weitere Hinweise:

● Informieren Sie Ihren Arzt und den Apotheker darüber, daß Sie Alkoholiker sind. In vielen Arzneimitteln – vom Stärkungsmittel bis zu den Hustentropfen – ist Alkohol enthalten, wobei die Substanz immer deklarationspflichtig ist. Es gibt für jedes Medikament alkoholfreie Alternativen. Beachten Sie (solange Sie noch trinken oder bei einem Rückfall), daß Alkohol und Arzneimittel bei gleichzeitiger Einnahme erhebliche negative Wechselwirkungen haben können. Im Krankenhaus müssen Sie immer und vor jeder Narkose den Arzt informieren, damit er die Narkosemittel entsprechend auswählt und dosiert. Sonst besteht Lebensgefahr, während der Operation und auch danach.

● Vorsicht bei Speisen und Getränken, die Sie nicht kennen. Im Restaurant sollten Sie strikt darauf achten, daß Ihr Essen keinen Alkohol enthält. Viele Gerichte, vor allem Nachspeisen wie Eis, Obstsalate und Kuchen, sind mit Alkohol versetzt. Fragen Sie hartnäckig nach, gehen Sie dem Kellner damit ruhig auf die Nerven.

- Hände weg vom sogenannten „alkoholfreien" Bier oder Wein. Auch diese Getränke enthalten (aus Geschmacks- und Konservierungsgründen) Alkohol. Zwar nur in geringen Mengen, aber das führt erfahrungsgemäß zum Wiedereinstieg in die Sucht.
- Gehen Sie maßvoll mit Kaffee um. Der Koffeinspiegel wird in der Trockenheit nicht mehr so schnell wie früher abgebaut. Das kann zu Gereiztheit und Unruhe führen.
- Alkohol und Nikotin waren in der Trinkzeit für viele eine Einheit. Je mehr getrunken wurde, um so

mehr wurde auch geraucht. Wenn Sie starker Raucher sind – bleiben Sie *zunächst* dabei. In der ersten Zeit hilft Ihnen das sogar beim Verzicht auf den Alkohol. Das Leben ohne Alkohol hat Vorrang. Natürlich schädigt Rauchen Ihre Gesundheit, aber als Raucher bleiben Sie handlungsfähig. Machen Sie bitte nicht den Fehler, alle Ihre Süchte auf einmal loswerden zu wollen. Das klappt in den seltensten Fällen. Oft genug landet man dann bei Alkohol *und* Zigaretten. Nach einer längeren Zeit der Abstinenz können Sie sich an den Verzicht auf das Rauchen heranwagen. Sie sollen es sogar, denn auch Nikotin ist eine Sucht. Befreien Sie sich davon nach dem Motto: „Ich will nicht mehr süchtig sein".

Für den Anfang

- Versuchen Sie, Ihren Tag zu planen. Wursteln Sie sich nicht nur durch. Vielleicht können Sie nicht alles Geplante durchführen, bemühen Sie sich aber, Ihr Bestes dafür zu tun.
- Bemühen Sie sich, Ihren Weg mit kleinen Schritten zu gehen. Alkoholiker neigen sehr dazu, zu viele Dinge auf einmal und zu schnell machen zu wollen.
- Das Wichtigste zuerst! Und alles andere der Reihe nach. Denken Sie stets daran, daß Ihre Nüchternheit vor allem anderen steht.
- Es gibt kein Problem, das Sie mit einem Schluck Alkohol nicht noch größer machen würden. Wenn Sie nüchtern bleiben, behalten Sie die Übersicht über sich und Ihre Umwelt.

Rückfall – was nun?

„Dieses erste Glas hat mich sofort versenkt; es war ein Volltreffer unterhalb der Wasserlinie. Ich ging unter." So schildert der Schriftsteller Ernst Herhaus in seinem schon klassischen Alkoholiker-Roman „Kapitulation" einen Rückfall. Doch das berüchtigte „erste Glas" führt zwar oft, aber nicht zwangsläufig zu einem massiven Absturz. Wer richtig reagiert, hat gute Chancen, das Problem wieder in den Griff zu bekommen. Wir wollen die Risiken aber nicht verschweigen: *Jeder Rückfall ist ernst – er kann auch mit Untergang und Tod enden.*

Bei vielen gilt der Rückfall immer noch als das Undenkbare, als die Katastrophe und damit als Tabu. Die Ärzte verzweifeln, die Therapeuten fühlen sich bisweilen persönlich beleidigt, für die Angehörigen ist es ein Schock, vom Betroffenen ganz zu schweigen. Da hat es jemand nicht geschafft, seiner Entscheidung für die Abstinenz, sofern sie überhaupt ernstgemeint war, treu zu bleiben. Er hat das Versprechen, das er sich, seiner Familie, seinem Arbeitgeber, seiner Selbsthilfegruppe gegenüber gegeben hat, gebrochen.

Die Umwelt reagiert häufig mit Enttäuschung und entsprechenden Vorwürfen. Nicht nur im juristischen Sinn wird dem Betroffenen vorgehalten, er habe nach dem ersten Ausstieg in die Abstinenz ja „gewußt", in welche Gefahr er sich begebe, wenn er erneut trinke. So wird der Rückfall als Versagen, als Scheitern und als Schritt in die Ausweglosigkeit fehlinterpretiert. Und dies erschwert es dem Alkoholiker, schnellstmöglich Hilfe zu suchen und zu erhalten.

Eine typische Rückfallkrankheit

Immerhin sehen mehr und mehr Experten ein, daß Alkoholismus eine typische Rückfallkrankheit ist. Nicht ohne Grund ist dies ein häufiges Thema der Selbsthilfegruppen. Vor diesem Hintergrund wandelt sich seit einigen Jahren die Wertung des Geschehens. In der Publikation „Mit dem Rückfall leben" plädieren die Suchttherapeuten Prof. Dr. Joachim Körkel und Gunther Kruse dafür, die Qualität der Behandlung nicht mehr mit der Elle der „Dauertotalabstinenz" zu messen. Sie fordern einen gelasseneren Umgang mit der individuellen Rückfälligkeit. Es war vor allem Körkel, der in Deutschland das „Rückfall-Tabu" brach. Zur nüchternen, ruhigen Bewertung eines Rückfalls verwendete ein anderer Therapeut dieses Bild: „Betrachten Sie ihn wie einen Radwechsel. Wenn Ihr Auto einen Platten hat, dann wechseln Sie ja auch nur einen Reifen aus."

Die herkömmliche Auffassung laut Körkel und Kruse in Stichworten:

1. Rückfälle sind Katastrophen.
2. Rückfälle sind ein weiterer Schritt auf dem Weg der Selbstzerstörung.
3. Rückfälle sind autonome Prozesse, „da kann man nichts machen". Das erste Glas endet im Kontrollverlust, der Rückfall im Siechtum.
4. Bei Rückfälligkeit war die ganze Behandlung vergeblich.

Die moderne Therapie setze dagegen auf folgende Prinzipien:
1. Rückfälle sind die Regel und nicht die Ausnahme.
2. Rückfälle sind Entwicklungschancen. Der Weg aus der Sucht braucht Zeit.
3. Rückfall ist nicht gleich Rückfall. Der Alkoholiker kann sein Verhalten steuern und seine Gefühle beeinflussen. Ein „Ausrutscher" kann zu jeder Zeit gestoppt werden.
4. Abstinenz ist nicht der einzige Gradmesser für die Beurteilung des Behandlungserfolgs.

Früher verwendete die Suchttherapie bei der Behandlung von Alkoholismus und Rückfällen das lineare Modell mit den Abschnitten Kontaktphase, Entgiftungsphase, Entwöhnungsphase und Nachsorgephase. Heute beschreibt man den Krankheitsverlauf lieber mit einem zirkulären Modell. Dieses Modell schließt auch Rückfälle ein. Ein Rückfall soll / muß nicht der Abschluß einer Entwicklung sein, sondern kann auch die Chance der Veränderung eröffnen.

Den Rückfall gibt es nicht

Rückfälle sind sehr unterschiedlich: in ihrem Ursachengefüge, in ihrem Verlauf, in ihren Konsequenzen. Eine Vielzahl von Studien kommt zu dem Ergebnis, daß innerhalb von fünf Jahren nach einer stationären Therapie etwa zwei Drittel der Patienten wieder einmal Alkohol konsumiert haben oder noch immer konsumieren. Die Erhebungen zeigen aber auch sehr deutlich, daß nicht jeder, der einmal wieder trinkt, gleich für lange Zeit oder gar für immer massiv weitertrinkt. Tut er das allerdings, ist die Wahrscheinlichkeit sehr hoch, daß er an den Folgen des Alkoholismus sterben wird.

Die Rückfallprognose ist am günstigsten, wenn der Betroffene regelmäßig eine Selbsthilfegruppe besucht. Sie ist erfahrungsgemäß ungunstig bei

- vorzeitigem, irregulärem Therapieabbruch
- schlechten sozialen Bedingungen, z. B. Dauerarbeitslosigkeit
- gleichzeitiger Alkohol- und Medikamentenabhängigkeit
- Fehlen einer stabilen Partnerbeziehung (gilt nicht für alle)
- zu kurzer Therapiedauer

Verheiratete, alkoholkranke Männer haben eine günstigere Prognose als nicht verheiratete – verheiratete, alkoholkranke Frauen aber eine schlechtere als nicht verheiratete.

Innerhalb von fünf Jahren nach einer Therapie werden zwei Drittel einmal oder mehrfach rückfällig

113

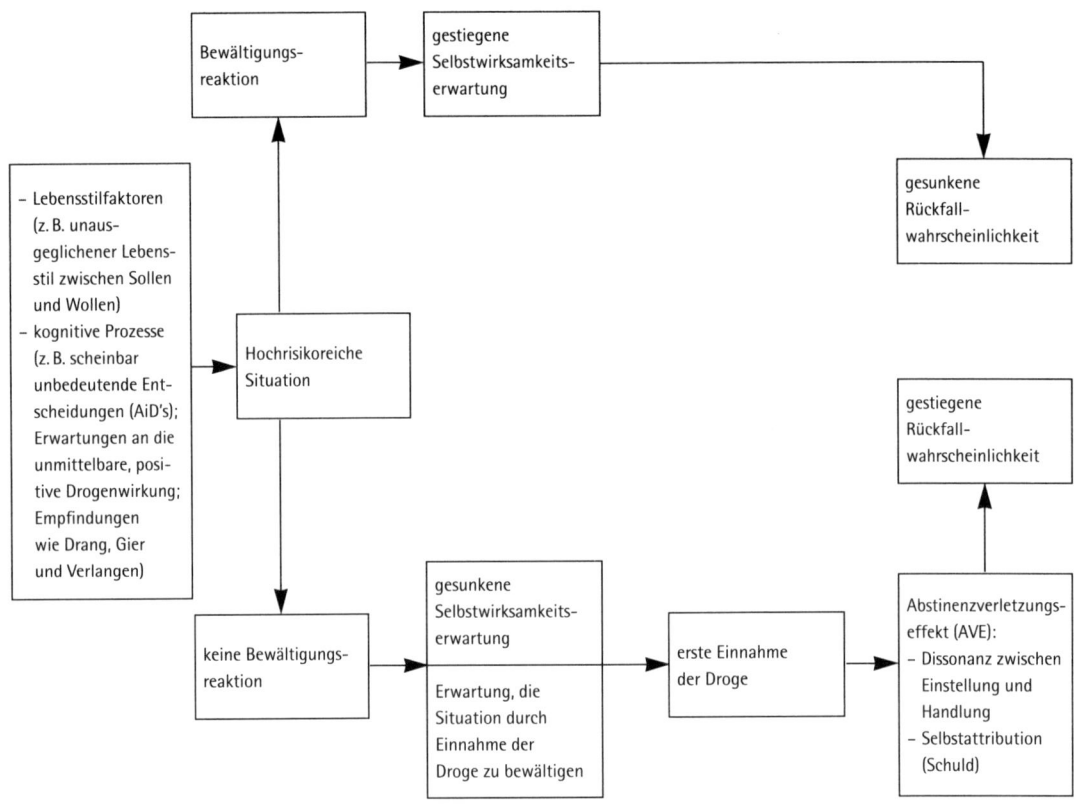

Eine „hochrisikoreiche Situation" kann der trockene Alkoholiker erfolgreich bewältigen und so die Wahrscheinlichkeit eines späteren Rückfalls senken. Oder er greift zum Glas, seine Prognose wird schlechter (Rückfallverlauf nach Marlatt)

Es gibt schwere Rückfälle, bei denen es nicht beim „ersten Glas" bleibt. Der Kranke trinkt sofort weiter wie zu alten Zeiten, hat bald wieder die körperlichen Entzugserscheinungen von früher und kommt sehr rasch erneut in Konflikt mit seiner Familie und am Arbeitsplatz. Diese Rückfälle sind eine traumatische Erfahrung. Ob nach einem, zwei oder 20 Jahren Trockenheit – gleichsam über Nacht findet sich der Trinker im alten hoffnungslos erscheinenden Labyrinth wieder. *Eine* falsche Entscheidung, und der Alkoholiker wird zurückgeworfen auf den Punkt Null und dahinter zurück. Denn auf mittlere Sicht ist jeder Rückfall härter als der vorangegangene: Die Schraube dreht sich nach rechts. Der Alkoholismus enthüllt erbarmungslos das Gesicht der fortschreitenden Krankheit. Es wird sowohl körperlich als auch mental immer schwieriger, erneut abstinent zu werden.

Für den andauernden Rückfall hat der US-Forscher Marlatt den Begriff „relapses" geprägt. Davon hebt er die episodischen, kurzzeitigen Rückfälle ab, die er als „lapses" wertet, als „Ausrutscher oder Fehltritt". Diese kommen häufiger vor, als viele denken. Das erste Glas führt nicht unbedingt zum unbändigen Verlangen nach Alkohol, viele lapses enden nach kurzer Zeit. Körkel und Kruse: „Der Beginn des erneuten Trinkens muß nicht im endgültigen Zusammenbruch enden."

Eine weitere Spielart ist der „Trockenrausch". Der Abhängige trinkt zwar nicht mehr, aber er verhält sich wie in seiner „nassen" Zeit. Er ist unruhig, großspurig, rechthaberisch. Die Gefahr des „nassen" Rückfalls ist hier groß. Als drittes Phänomen werden immer wieder fließende Übergänge zwischen dem episodischen Trinken ohne Kontrollverlust und der schweren Rückfälligkeit beobachtet.

Allerdings riskiert jeder Alkoholkranke – wir wiederholen uns bewußt – mit dem Griff nach dem ersten Glas den totalen Absturz. Zudem ist der Alkohol bei einem Abhängigen tückisch. Eine ganze Reihe von Betroffenen, die erneut trinken, erleben das Phänomen, für einen langen Zeit-

„Den Schalter umgelegt"

Frank B., Journalist in D.: „Nach einigen Jahren Trockenheit trank ich an Silvester im Skiurlaub wieder. Danach war ich einen Monat lang abstinent, um an Fasching wieder zu trinken. Es ging gut, so dachte ich. Ich mußte mich nicht einmal anstrengen, lange Trockenphasen einzulegen. Doch dann, im Sommer, häuften sich die Ausfälle und mir dämmerte, daß ich mit dem ersten Glas in meinem Kopf einen Schalter umgelegt hatte. Ich trank wieder mehrere Tage hintereinander. Mit größter Kraftanstrengung hielt ich mich dann wieder trocken. Immer wieder faßte ich den Vorsatz, endgültig aufzuhören – doch da war noch der Urlaub in der Karibik, da standen Weihnachten und Silvester vor der Tür, als ich ‚zum letzten Mal' den Alkohol genießen wollte. Doch aus dem Genuß wurde nichts – an den Feiertagen lag ich besinnungslos betrunken im Bett. Anfang des folgenden Jahres mußte ich in die Klinik zur Entgiftung. So endete mein Ausflug in das ‚kontrollierte' Trinken."

raum – ob für ein halbes Jahr, für zwei oder gar vier Jahre – wieder relativ normal mit dem Alkohol umgehen zu können. Die stets präsente Sucht flüstert ihnen ein, das Problem wieder im Griff zu haben. Diese Versuche des „kontrollierten" Trinkens machen fast 40% aller Rückfallsituationen aus. Eine fatale Rolle kann hier das sogenannte „alkoholfreie", aber doch alkoholhaltige Bier spielen. Der Abhängige glaubt und redet sich ein, er könne wieder „kontrolliert" trinken. Doch das trügt. Urplötzlich kippt der maßvolle Alkoholkonsum je nach Typus in das rauschhafte Trinken oder das intensive „Spiegeltrinken" um. Es wird schlimmer denn je.

Es fängt im Kopf an

Warum beginnt überhaupt ein abstinenter Alkoholiker wieder zu trinken? Welche Gründe kann er dafür haben? Eine unmittelbar einleuchtende Antwort für jeden gibt es nicht, denn der Rückfall ist ein komplexes Geschehen. Es beginnt im Kopf, oft lange vor dem eigentlichen Griff zum ersten Glas. Ein treffender Spruch dazu lautet: „Der Rückfall endet mit dem ersten Glas." Das erscheint auf den ersten Blick absurd, doch so ist es. Vor dem ersten Glas ist nämlich eine Menge geschehen, sind Ketten von Ereignissen aufgetreten, die dann an einem vorher nicht erkennbaren Punkt fast

zwangsläufig zum Rückfall führten, ohne daß dies den Betroffenen selbst so recht bewußt wurde.

Körkel hat dafür das Motto „Rückfall – der Vorfall, der kein Zufall ist" geprägt. Rückfälle fangen scheinbar ganz harmlos an, doch im Unterbewußten schleicht sich die Sucht heran. Am Anfang ist es irgendeine Kleinigkeit, irgendetwas, was nicht wichtig aussieht. Der Abhängige ist zu sich selbst nicht ehrlich, verdrängt seine Krankheit, nimmt sie nicht ernst, gibt seine Klarheit auf und schludert. Dann geht urplötzlich die Lawine ab.

Frank. B.: „Bei mir waren es oft gedankliche Spielereien, etwa in der Art, daß ich mir ausmalte, wie ich den Tag nach einem Rückfall, den ich natürlich nicht wollte, gestalten sollte. Ich stellte mir vor, gut auszuschlafen, mittags zu essen und ein, besser zwei Biere zu trinken. Ich habe dann noch wochenlang nichts getrunken. Aber die Lunte war gezündet, und der Absturz kam so sicher wie das Amen in der Kirche. Bei den ein, zwei Bieren blieb es natürlich nicht." Fritz M., Anwalt in F.: „Ich kam beruflich in ein wunderschönes Hotel in Dresden. Als kleine Aufmerksamkeit hatte die Hoteldirektion mir zwei eisgekühlte Flaschen Bier ins Zimmer gestellt. Ich habe die Flaschen stundenlang betrachtet – und dann nicht weggeschüttet, sondern weggestellt. Damit, das wurde mir erst im nachhinein klar, hatte ich den Dialog mit dem Alkohol wieder eröffnet. An diesem Tag trank ich nichts, doch dafür schlug ich am nächsten Tag zu."

Der Kernsatz der AA, „ich muß nur das erste Glas stehen lassen", ist richtig und wichtig. Gleichzeitig muß der Abhängige aber verinnerlichen, daß er bereits im Vorfeld sehr aufpassen muß, diesem ersten Glas nicht zu nahe zu kommen. Sonst erreicht er rasch den „point of no return", einen Punkt, an dem er nicht mehr abbiegen kann. Wer das erste Glas in der Hand hält, hat kaum noch eine Chance, es wieder wegzustellen („Ich fühlte mich wie eine Marionette, ich konnte nichts mehr dagegen tun"). Es gilt, stetig, das heißt schlicht und einfach jeden Tag, gut auf sich aufzupassen. Nicht ohne Grund leben langjährig trockene Alkoholiker sehr bewußt und wachsam, damit aber auch besonders intensiv.

Banale „Auslöser"

Die „Auslöser" für einen Rückfall sind oft scheinbar banal, sie treten aber auch in belastenden Lebenssituationen auf. Wer nicht gefestigt ist, muß mit einer Sucht rechnen, die sich ihre Auslöser für das erneute Trinken sucht – und fündig wird. Das kann Ärger mit dem Partner sein, eine Niederlage im Beruf oder auch nur eine ganz verschwommene Mißstimmung. Aber auch überschießende Euphorie (ein glänzender Geschäftsabschluß, ei-

ne neue Liebe) kann gefährlich sein. Dem normalen Alkoholkonsumenten macht es wenig aus, einmal einen über den Durst zu trinken. Der Alkoholiker kann es sich nicht erlauben.

Das „Suchtgedächtnis"

Manche Rückfälle kommen für die Betroffenen völlig überraschend. Sie berichten, in eine Situation geraten zu sein, in der sie auch früher stets getrunken haben – „plötzlich hatte ich das Glas in der Hand und habe es auch angesetzt". Die Fachwelt spricht hier vom „Suchtgedächtnis", das wir bereits im ersten Kapitel kurz skizzierten. Es steht außer Zweifel, daß Lernerfahrungen für die Entstehung und das weitere Auftreten von Suchtverhalten eine wichtige Rolle spielen. Alkoholiker, die bereits seit Jahren abstinent leben, reaktivieren in bestimmten Schlüsselsituationen ihr altes, nämlich süchtiges Verhalten, das längst vergessen geglaubt war.

Ein ehemaliger Patient hat daraus seine Lehren gezogen: „Ich bin seit Jahren glücklich abstinent. Doch ich wage nicht, mir die Sportschau am Samstag im Fernsehen anzuschauen, denn früher habe ich während dieser Sendung immer gesoffen." Ein anderer, der während einer Reise mit seiner Familie schon ein Hotel für die Übernachtung gewählt hatte, entschied sich dafür, ein anderes zu suchen: „Ich glaubte plötzlich wie früher, ich müßte Alkohol erreichbar haben, am besten von einer Tankstelle in der Nähe des Hotels. Ich war sehr erleichtert, als ich ein Hotel draußen am See fand." Ein dritter Fall: Eine trockene Alkoholikerin, die im vertrauten Supermarkt einkaufte, sah plötzlich in ihrem Einkaufswagen Alkoholika, die sie früher dort immer eingekauft hatte. Sie wußte nicht, wie die Flaschen in den Wagen gekommen waren. Sie ließ den kompletten Einkaufswagen stehen, eilte nach Hause – und litt dabei unter heftigen Entzugserscheinungen, die von ihrer Angst verursacht wurden.

Offenbar wird früher Gelerntes, also auch die Entzugssymptomatik, ins Langzeitgedächtnis übernommen. Der Psychiater Prof. Dr. Jobst Böning meint dazu: „Offenbar ist etwas im Gedächtnis gespeichert, das jederzeit wieder abrufbar ist … Es ist bemerkenswert, daß im Gegensatz zu vielen alltäglichen Gedächtnisbildungen, welche auch die ‚Gnade des Vergessens' kennen, dieses suchttypische Gedächtnisprogramm offenbar nicht ohne weiteres so schnell ins Vergessen entlassen werden kann."

Wie kann ich dem Rückfall vorbeugen ?

Leben Sie Tag um Tag in dem Bewußtsein, daß Ihre Alkoholkrankheit nur zum Stillstand gebracht worden ist und jederzeit wieder ausbrechen kann. Dabei soll nicht die Angst Ihr ständiger Begleiter sein, sondern der Respekt vor dem Suchtmittel, das tief verwurzelte Gefühl für die Konsequenzen eines Rückfalls. Ein langjährig Trockener sagt dazu: „Ich darf nicht eine gewisse Nähe zum Suchtmittel verlieren." Wer sich immer wieder klarmacht, daß er alkoholabhängig ist, wird nicht aus Leichtsinn trinken, wird nicht versucht sein, „kontrolliert" zu trinken. Er wird auch eine kritische Situation leichter erkennen und sich um sinnvolle Lösungsstrategien ohne das „Lösungsmittel" Alkohol bemühen.

Von essentieller Bedeutung ist es, „Hochrisikosituationen" zu erkennen, sie möglichst zu meiden und zu lernen, sie ohne „Stoff" zu meistern. Niemand kann jedem Risiko aus dem Wege gehen. Dazu zählen die Schicksalsschläge, die fast jeder Mensch im Lauf seines Lebens hinnehmen muß: Ob Tod des Partners oder eines Kindes, ob schwere Krankheit oder Verlust des Arbeitsplatzes – der Alkohol kann hier für ein paar Stunden trügerischen Trost spenden, danach wird alles nur noch schlimmer.

Wenn Sie sich gefährdet fühlen, ziehen Sie sich nicht auf sich selbst zurück, sondern suchen Sie kompetente Gesprächspartner: jemanden aus Ihrer Selbsthilfegruppe oder Ihren Therapeuten, rufen Sie notfalls die Telefonseelsorge an. Sprechen Sie offen über Ihr Problem.

Weitere Tips:

- Der gefährdenden Situation ausweichen, sich ablenken
- Positive Gedanken durchspielen („Was ist für mich in der Trockenheit besser als im nassen Zustand?")
- Negative Gedanken durchspielen („Was passiert mir bei einem Rückfall?")
- Sich auf die eigene Stärke besinnen, Krisen zu meistern

Grundsätzlich ist es wichtig, nicht nur dann vorbereitet zu sein, „wenn es brennt", sondern auch ohne akute Gefährdung an sich zu arbeiten, um eine allgemeine Stabilisierung zu erreichen. Voraussetzung dafür ist, daß Sie sich und Ihre Krankheit ernst nehmen. Die Krankheit ernstzunehmen ist meist wesentlich leichter, als sich selbst ernstzunehmen.

Alkoholiker mögen sich oft nicht, sie müssen es mühsam wieder lernen. Zufriedenheit, Ausgeglichenheit, Vertrauen in die eigenen Fähigkeiten, Zuversicht, ihre Probleme zu meistern, eine positive Einstellung zum Leben, Hoffnung – das alles können Sie nur haben, wenn Sie sich mögen. Düstere Erwartungen lähmen Ihre Kräfte, das gleiche gilt auch, wenn Sie sich als Opfer der Vergangenheit, der Eltern, Lehrer oder Kinder usw. sehen. Sie müssen wieder Verantwortung für sich selbst übernehmen und alles dafür tun, damit es Ihnen gut geht. *Pflegen Sie einen gesunden Egoismus, aber ohne andere zu beschädigen.* Nur wenn es Ihnen gut geht, kann es auch Ihrer Umgebung gut gehen. Erinnern Sie sich an das Bibelwort: „Du sollst deinen Nächsten lieben wie DICH SELBST."

Daraus ergeben sich folgende Fragen:

- Wie gehe ich mit mir um ?
- Wie gehe ich mit meiner Zeit um?
- Welche Menschen suche ich mir als Gesellschaft ?
- Schiebe ich wichtige Dinge auf?
- Schiebe ich schöne Dinge auf?
- Später ..., später ..., wann ist das?
- Was mache ich *heute* aus meinem Leben?
- Was mache ich mit dem Rest meines Lebens? – und der fängt gerade erst an!

Beherzigen Sie den Satz des Journalisten Michael Jürgs: „Unser Leben ist eine einmalige Aufführung – keine Generalprobe."

Strategien gegen den Absturz

Das heftige Verlangen, besser die Gier nach dem Suchtmittel, wird auch mit dem englischen Begriff „Craving" bezeichnet. Das Craving kann binnen weniger Sekunden auftreten. Für diesen Moment der Gefahr müssen Sie gewappnet sein. Beherzigen Sie bitte als obersten Grundsatz: Nichts allein

119

Risiko-Lebensereignisse

- Tod eines Kindes
- Tod des Ehepartners
- Scheidung
- In einer Ehe getrennt leben
- Kinder verlassen das Elternhaus
- Wohnungswechsel
- Gravierende Gesundheitsstörungen bei sich selbst oder einem nahen Angehörigen
- Eigene Verletzung oder Erkrankung
- Heirat
- Sorge für ein neues Familienmitglied
- Berufswechsel
- Beförderung/ wesentliche berufliche Veränderung
- Entlassung
- Ärger mit dem Chef
- In den Ruhestand gehen
- Ehepartner nimmt Berufstätigkeit auf oder beendet sie
- Wechsel der Arbeitsstelle
- Abschluß der Ausbildung
- Drückende Schulden
- Finanzielle Rückschläge
- Verlust persönlichen Eigentums
- Rechtsstreitigkeiten
- Hausbau

unternehmen, wenn es irgendwie geht. Mit dem Alkohol sind Sie in der „nassen" Zeit ja auch nicht alleine fertig geworden. Rufen Sie einen Freund von der Selbsthilfegruppe an – und zwar, bevor Sie getrunken haben. Die

positive Wirkung wird verblüffend sein. In einer AA-Schrift heißt es dazu: „Zunächst einmal hilft uns die ‚Telefon-Therapie', nüchtern zu bleiben. Wir nehmen den Telefonhörer statt eines Glases. Das funktioniert

Signale der Gefahr

In der Selbsthilfegruppe signalisiert das persönliche Verhalten oft eine Rückfallgefahr. Vor allem die erfahrenen, trockenen Alkoholiker haben dafür feine
Antennen. Sollte jemand aus der Gruppe Ihnen diesbezüglich einen freundli-
chen Rat geben, hören Sie auf ihn. Er hat schon so viele Rückfälle erlebt – bei
anderen und vielleicht auch bei sich selbst. Hier eine Auswahl der Verhaltensweisen und Äußerungen in der Gruppe, die Ihnen zu denken geben sollten:

- Nicht mehr über sich selbst reden
- Vom Thema Alkohol abschweifen, um etwas anderes „loszuwerden„
- Auf „Nebenkriegsschauplätze" ausweichen
- Die anderen (für alles) verantwortlich machen
- Sündenböcke suchen
- Selbstmitleid zelebrieren, „Opfergeruch" verbreiten, falsche Sentimentalität
- „Ist ja doch alles Scheiße"
- Gefühl der Aussichtslosigkeit
- Hinter dem Job verkriechen, außer der Arbeit nichts mehr haben
- Maßlosigkeit
- Eitelkeit
- Eine „Fassade" aufrechterhalten
- Ich-Bezogenheit, Isolation
- Themen der Gruppe nicht ernstnehmen („Kaffeekränzchen")
- Die Gruppe nicht (mehr) aushalten können, weggehen
- Keine regelmäßigen Gruppenbesuche mehr
- Überschäumende Euphorie
- Unehrlichkeit
- Nicht allein sein können
- Nichts mit sich anfangen können
- „Ja, aber ..."
- „Parolen" von sich geben
- Sich über die Dinge stellen
- „Mir geht es schlecht" und dabei lachen (oder umgekehrt ...)
- Die guten Vorsätze sind verschwunden
- Scham und Schuldgefühle kommen auf
- Flucht in Ausreden
- Nichts Gutes für sich tun

Wenn das Craving kommt, helfen viel Mineralwasser, Obst und Schokolade

selbst, wenn wir nicht darüber nachdenken. Sogar dann, wenn wir nicht einmal nachdenken wollen."

Günther S., Pensionär aus W.: „Als ich einmal dem ersten Glas sehr nahe war, habe ich zum Telefonhörer gegriffen. Allein schon dieser Griff hat das Verlangen gestoppt, noch ehe ich sprach." Sprechen Sie mit anderen Menschen, die Ihr Problem kennen, besuchen Sie Gruppen, machen Sie einen Plan, wie Sie die nächsten Stunden und Tage unbeschädigt überstehen. Wenn es ganz eng wird: Nehmen Sie sich einfach vor, die nächste Viertelstunde nichts zu trinken und dann wieder für weitere 15 Minuten – es funktioniert, wenn Ihre Absicht ernsthaft ist !

Der Rückfall-Notplan

Legen Sie rechtzeitig einen „Rückfall-Notplan" an. Dieser besteht aus eine Liste mit Telefonnummern von Menschen Ihres Vertrauens (Arzt, Therapeut, Freunde aus der Selbsthilfegruppe), die Sie auch zu ungewöhnlichen Zeiten erreichen können. Notieren Sie so viele Nummern wie möglich – wenn die Not groß ist, kann es durchaus sein, daß auch fünf Leute hintereinander nicht da sind. In manchen Großstädten gibt es einen Telefonnotruf für Suchtkranke, dazu Kontaktstellen von Selbsthilfegruppen. Und die Telefon-Seelsorge ist immer erreichbar. Tragen sie diesen Notplan

immer bei sich – am besten als kleinen Zettel in Ihrer Geldbörse. Auch Angehörige sollten sich einen solchen Notplan zulegen.

Sorgen Sie zu Hause und am Arbeitsplatz stets für einen großen Vorrat an Mineralwasser. Wenn das Craving kommt, sollten Sie rasch soviel wie möglich davon trinken – bis nichts mehr in Sie hineingeht. Das ist ein probates Mittel, um den „Saufdruck" zu mildern. Bewährt haben sich auch Schokolade, andere Süßigkeiten und Obst. Nutzen Sie die alte Erfahrung, daß sich der süße Geschmack mit dem alkoholischen nicht verträgt. Viele trockene Alkoholiker schwören darauf und berichten, daß sich der Suchtdruck nach dem Essen von Süßigkeiten sofort deutlich verringert.

Wenn es doch passiert

Es ist passiert – Sie haben wieder getrunken. Verfallen Sie nicht in Panik, sondern versuchen Sie, die Übersicht wiederzugewinnen. Entscheidend ist es, daß Sie so schnell wie möglich etwas unternehmen und nicht warten, bis „es irgendwie vorübergeht". Das tut es nämlich selten. Verkriechen Sie sich nicht. Lassen Sie sich nicht gehen getreu dem Motto „es nützt ja doch alles nichts". Das Gegenteil ist der Fall. Es gibt erfolgreiche Hilfen. Der Suchtexperte S. Koepcke: „Meines Erachtens ist es möglich, in jedem Sta-

dium des Rückfalls wieder aufzuhören. Zumindest *einen* klaren Augenblick wird es bei jedem Rückfälligen geben."

Betrachten wir aus therapeutischer Sicht einmal den kurzen „Ausrutscher". Die bisher geplante Abstinenz
wurde verletzt, es kam zum Phänomen des „Abstinenz-Verletzungs- Ef-
fekts". Für die Reaktion darauf hat der
Abhängige mehrere Möglichkeiten:

„Gescheitert." Er wertet diesen
Ausrutscher als totale Katastophe.
„Ich bin gescheitert. Ich bin nicht in
der Lage, meine Abstinenz zu bewahren. Ich bin ein Versager." Nachdem
er sich so seine Unfähigkeit beschei-
nigt hat, folgert er daraus seine Ohnmacht und damit auch die weitere
Unkontrollierbarkeit seines Trinkens.
„Jetzt ist es sowieso aus! Jetzt kann
ich mich gleich vollaufen lassen." Es
folgen Schuld- und Schamgefühle,
die den Kranken daran hindern, sich
selbst zu helfen oder fachkundig helfen zu lassen. Das Ergebnis wird ein
schwerer, länger dauernder Rückfall
sein, manchmal sogar ein Selbstmord.

„Kontrolliert in den Untergang."
Der Rückfällige beendet das Trinken
erfolgreich, zieht daraus aber den fatalen Schluß, er könne sich gelegentlich wieder ein Glas „leisten". Er hat ja
diesmal aus eigener Kraft aufgehört.
Er trinkt jetzt nicht weiter, wird es
aber bald erneut versuchen. Damit
begibt er sich auf ein Himmelfahrts-
kommando. Ein ehemaliger Patient

hat auf diese Weise seine Grenzen
gründlich ausgetestet. Bis kurz vor
Schluß redete er sich und anderen ein,
„kontrolliert" zu trinken. Seine Maxi-
me: „Ich darf am Abend trinken, soviel ich will. Ich darf nur am nächsten
Morgen nicht weitertrinken, sondern
muß die Entzugserscheinungen ertragen." Ein Jahr später war er tot.

„Aktiv aus der Misere." Der
Betroffene wertet seinen Ausrutscher
als Alarmsignal, überprüft, was er
selbst tun kann, um sein Trinken sofort zu stoppen. Er holt seinen Notfallplan aus der Schublade, wird aktiv,
sucht Hilfe, zieht sich nicht zurück.
So hat er gute Chancen, „durchs Na-
delöhr" zu kommen, wieder trocken
zu werden.

Beim Rückfall haben Sie je
nach Schweregrad mehrere Optionen.
Haben Sie nur kurz getrunken, können Sie versuchen, diesen „Stolperer"
zu Hause in den Griff zu bekommen.
Meist sind die ersten 24 Stunden ohne Alkohol die schwierigsten. Wenn
möglich, sollten für diese Zeit ver-
traute Menschen um Sie sein, denn
das Reden und Teilen helfen unge-
mein. Verwandeln Sie für den Entzug
Ihre Wohnung in einen „geschützten
Raum" – ohne die Flasche! Gehen Sie
nicht auf die Straße, lenken Sie sich
ab, lassen Sie sich einschließen, wenn
es sein muß. Trinken Sie Wasser oder
Tee soviel Sie können, nehmen Sie
Magnesiumtabletten zur Nervenberu-
higung. Verzichten Sie auf die eigen-

123

mächtige Einnahme von „Nothelfern" wie Schlaf- oder Beruhigungsmitteln.

Lassen Sie sich nicht hängen. Wenn es Ihr Zustand erlaubt, sollten Sie möglichst rasch Aktivitäten starten. Das können ganz banale Dinge sein wie Aufräumen, Schuheputzen, Hemdenbügeln, die leeren Flaschen zu entsorgen. Sie werden sich bald etwas besser fühlen, denn erstmals nach dem Trinken tun Sie wieder etwas Positives. Sie schaffen Ihrem Leben wieder erste feste Strukturen. Erledigen Sie dringliche oder unangenehme Telefonate. Das alles hilft, die in der Trinkzeit entstandene Unordnung und Ihre meist unbestimmten („frei flottierenden") Ängste zu mildern. Aber überfordern Sie sich nicht, machen Sie kleine Schritte.

Früh in die Klinik

Sollten Sie sich für diesen häuslichen Entzug zu unsicher fühlen, scheuen Sie sich nicht, den Hausarzt zu konsultieren oder für einige Tage in eine Klinik zu gehen. Auch wenn Sie wenig getrunken haben und noch relativ gut beieinander sind – in Kliniken, wo man sich mit dem Alkoholismus auskennt, wird man Sie gerne aufnehmen und Ihren Entschluß, früh etwas gegen den Rückfall zu tun, begrüßen. Leider gibt es immer noch Krankenhäuser, die von jedem, auch erst seit kurzem rückfälligen Alkoholiker den Nachweis eines Therapieplatzes ver-

langen, ehe sie ihn aufnehmen. Also: Zum Notfallplan gehört auch eine Adresse der richtigen Klinik.

Bei massiven Rückfällen sollten Sie nicht zögern, sich ins Krankenhaus zur Entgiftung zu begeben. Oft bleibt keine andere Wahl, schon wegen der lebensbedrohenden Gefahr eines Entzugsdeliriums. Sie erinnern sich: Unbehandelt endet jedes fünfte Delirium tödlich! Der Gang in die Klinik fällt nicht leicht, ist aber immer noch besser, als jeden Tag aufs neue vergeblich zu versuchen, allein mit dem Trinken aufzuhören. Sie kennen das ja aus der Vergangenheit. „Morgen höre ich auf, wirklich!" – und was kam dann?

Bei allem sollte klar sein, daß der häusliche Entzug oder die klinische Entgiftung nur den körperlichen Suchtanteil stoppen. Danach gilt es, diesen Rückfall gründlich aufzuarbeiten. Sollten Sie bereits eine stationäre Therapie hinter sich haben, empfehlen sich eine Auffangbehandlung oder einige Stunden ambulanter Therapie. Dabei wird im Zuge einer sekundären Rückfallprävention das Ziel angestrebt, die Abstinenz so rasch wie möglich wiederherzustellen und zu stabilisieren. Der kundige Therapeut wird den Rückfall nicht als totales Versagen interpretieren, sondern als erklärbares Ereignis begreifen, das sowohl für die Selbsthilfe als auch für therapeutische Interventionen einen Ansatz bietet. Der Therapeut wird gemeinsam mit dem Patienten erarbeiten, daß der Rückfall zwar lebensgefährlich sein, aber auch als Entwicklungschance begriffen werden kann. Ein Rückfall, aus dem man etwas lernen konnte, war ein „guter" Rückfall.

Alkohol ist eine Droge, die zunächst euphorisiert, dann aber Depressionen erzeugt. Bei einem Rückfall treten fast zwangsläufig depressive Zustände auf, es kommt zu quälenden Selbstvorwürfen und Selbstgesprächen („Hätte ich doch nicht ..., was wäre, wenn ...?"). Das ist müßig und hilft Ihnen nicht weiter. Blicken Sie nicht allzusehr zurück, denn das Geschehene können Sie nicht wieder ungeschehen machen. Schauen Sie nach vorne, und nutzen Sie die erneute Chance.

Es gibt keine hoffnungslosen Fälle

Auch wenn ein Mensch immer wieder rückfällig wird – es gibt keine hoffnungslosen Fälle. Der Psychologe einer Suchtklinik im Rheingau berichtet: „Wir hatten einen jungen Mann, der 30-, 40mal bei uns zur Entgiftung war. Wir hatten ihn eigentlich schon aufgegeben. Doch plötzlich wurde er trocken und ist seit einigen Jahren stabil abstinent." Das ist nur ein Beispiel für viele.

Der verstorbene Prof. Dr. med. Matthias Gottschaldt schrieb über den jahrelangen Kampf gegen seine eigene Alkoholabhängigkeit: „Ich mußte also irgendwie gegen sie ankämpfen, wollte ich jemals wieder richtig leben. So ging ich in die letzte Therapie ... mit dem Vorsatz, dort so lang zu bleiben, bis es genug war, egal, ob dies nun einige Monate oder gar Jahre dauern würde. Mit dieser anschließenden, fünften stationären Behandlung erreichte ich schließlich, was vorher unmöglich schien: mühelos abstinent zu sein."

Richtig verarbeitet, sind Rückfälle Entwicklungschancen. Viele Betroffene sind erst nach einem oder auch mehreren Rückschlägen trocken geworden. Im nachhinein bewerten sie diese Ereignisse sogar als positiv. „Diesen Rückfall habe ich gebraucht", sagen sie.

Positive Konsequenzen des Rückfalls

Franz W., PR-Berater in D., schreibt: „Als ich in diesem Frühsommer erstmals nach über zwei Jahren des immer schlimmeren Trinkens auf eine relativ lange, stabile Trockenphase zurückblicken konnte, mußte ich an einen AA-Freund denken, der mir nach einem meiner Abstürze einmal sagte: ‚Sei froh, daß Du es überlebt hast.' Damals fand ich das weit übertrieben; heute weiß ich, daß er recht hatte. Diese zwei Jahre waren die Hölle, der Alkohol brachte mich dem körperlichen, psychischen und wirtschaftlichen Untergang sehr nahe. Meine Umgebung hatte mich schon fast abgeschrieben. Ich hätte es bis dahin niemals für möglich gehalten, daß mich die Sucht mit derart vernichtender Wucht treffen könnte.

In früheren Trinkphasen war es mir auch nach tagelangen Exzessen immer wieder gelungen, mich irgendwie selbst trockenzulegen. Das war nun vorbei – ich kam ohne fremde Hilfe von dem Stoff einfach nicht mehr los. Innerhalb von 24 Monaten mußte ich fünfmal zu einem klinischen Entzug – ob in normalen Krankenhäusern oder in den geschlossenen Abteilungen der Psychiatrie. Ob nach vier Wochen Trockenheit oder vier Monaten Abstinenz – der Alkohol holte mich immer wieder ein. Bis ich wirklich am Abgrund stand.

Mit unendlicher Willensanstrengung und einer Portion Glück ist mir noch einmal der Ausstieg gelungen. Ich stand damals nicht nur am Ufer des Rubikon, sondern war im Begriff, ihn zu durchwaten. Ich denke, erst in dieser scheinbar aussichtslosen Situation habe ich vor dem Alkohol kapituliert, mir endgültig meine Unfähigkeit eingestanden, ihn meistern zu können.

Ein Funken Lebenswillen war noch da, und den habe ich mobilisiert. Nun fühle ich mich seit langer Zeit wieder sicherer, auch wenn ich sehr auf mich achte. Ich blicke nicht allzusehr zurück, sondern versuche, meine Lehren aus dem monströsen Rückfall zu ziehen. Zu den positiven Konsequenzen zählt für mich die existenzielle Erkenntnis, daß der Alkohol für mich eine tödliche Bedrohung darstellt. Diese Erkenntnis steckt mir tief in den Knochen und tief im Gefühl. Das hilft mir, einen gesunden Respekt vor dem Alkohol zu bewahren – Tag um Tag.

Positiv ist auch, daß ich endlich wieder gelernt habe, klar zu denken und Entscheidungen zu treffen. Schon bald nach den ersten trockenen Gehversuchen wurde mir deutlich, daß die Trennung von meiner früheren Lebenspartnerin nur gut für mich war. Im ‚nassen‘ Zustand hatte ich geklammert – wider besseres Wissen.

Ich kann mich auch annehmen, habe Selbstbewußtsein und genieße es, endlich wieder meine nicht unbeträchtlichen Fähigkeiten sinnvoll einsetzen zu können. Es ist ein unglaublich schönes Gefühl, mein Leben wieder meistern zu können. Ich habe auch die alte Verbissenheit abgestreift und gönne mir öfter etwas Gutes – ich lebe!

Hinzu kommt, daß ich gleichsam über Nacht vom Glück verwöhnt werde. Eine neue Liebe ist in mein Leben getreten, meine materielle Lage hat sich verbessert. Ich gehe mit diesem Glück sorgsam um. Sollte es einen Gott geben, dann hat er wohl nach einigen wirklich entsetzlichen

Jahren gedacht, ich sei nun reif für dieses Glück. Dabei bleibt mir stets bewußt, was ich selbst für ein dauerhaftes Glück tun muß. Ich brauche ‚nur' das erste Glas stehen lassen. Das ist wenig und doch so viel."

Man muß nie verzweifeln, wenn einem etwas verlorengeht, ein Mensch oder eine Freude oder ein Glück; es kommt alles noch herrlicher wieder."

Rainer Maria Rilke

Forschung und wirksame Medikamente

Die Pille, die dem Alkoholiker den „Genuß ohne Reue" ermöglicht oder gar eine ursächliche Heilung – die gibt es nicht. Und viele Schlaf- oder Beruhigungsmittel, von Alkoholikern gerne verwendet, haben ihrerseits ein Suchtpotential. So mancher Alkoholiker ist unter dem Motto „Pille statt Pulle" von einer Abhängigkeit in die andere geraten. Andere werden mehrfach abhängig – von Alkohol *und* Medikamenten. Manche Alkoholkranke benutzen vornehmlich bestimmte Benzodiazepine, aber auch andere Angst- und Spannungslöser als zeitweiligen Ersatz für den Alkohol – oder sie trinken weiter und nehmen die Mittel noch zusätzlich. Damit geraten sie, wie oben geschildert, in einen Teufelskreis der Mehrfachabhängigkeit. Die Zahl der Patienten, die darunter leiden, nimmt ständig zu. Der Entzug bei Medikamentenabhängigen ist oft noch langwieriger und qualvoller als der Alkoholentzug. Deshalb: Arzneimittel nur mit größter Vorsicht und unter kompetenter ärztlicher Begleitung einnehmen!

Ungefährlich sind unter dem Abhängigkeitsaspekt Mittel wie Aspirin oder Alka Seltzer, obwohl bei Schädigungen im Magen-Darm-Bereich Vorsicht geboten ist. „Normalen" Trinkern, die einmal über die Stränge geschlagen haben, sind sie durchaus anzuraten. Nach tagelangen Trinkexzessen oder gar nach einem jahrelangen Alkoholmißbrauch ist ihre Wirkung aber auch entsprechend begrenzt. Empfehlenswert ist die Einnahme von Magnesium, einem für unseren Körper essentiellen Mineralstoff. Im Zuge starker Alkoholzufuhr wird Magnesium vom Körper, der es normalerweise speichert, übermäßig ausgeschieden. Die Zufuhr von Magnesium verbessert die körperliche Fitness und kann auch gegen depressive Stimmungen helfen.

Dies gilt auch für Johanniskraut-Präparate auf natürlicher Basis, die allerdings erst nach einer regelmäßigen Einnahme über Wochen hinweg ihre ausgleichende und antidepressive Wirkung entfalten.

Bei schweren Entzugserscheinungen wird in den Kliniken häufig das Mittel Distraneurin (Wirkstoff: Clomethiazol) verwendet. In Fällen, in denen ein Delirium tremens droht oder gar schon eingetreten ist, ist die Gabe des Mittels angezeigt. Wurde es früher auch ambulant verabreicht, wird heute nachdrücklich davor gewarnt. Manche Alkoholkranke nehmen Clomethiazol und trinken gleichzeitig weiter. Das ist lebensgefährlich! Das Präparat sollte ausschließlich in der Klinik unter ärztlicher Aufsicht gegeben werden – und das höchstens zehn bis 14 Tage lang. Dabei ist es wichtig, nach Abklingen der schlimmsten Entzugserscheinungen die Dosis langsam zu verringern, sich kontrolliert „herauszuschleichen".

„Zeitbombe" im Körper

Für die Behandlung akuter alkohol-
bedingter Entzugserscheinungen und
für die ersten schweren Wochen der
Trockenheit hat die Medizin eine Reihe weiterer Medikamente. Schon lange gibt es das Arzneimittel Antabus
(Wirkstoff: Disulfiram), das aber zwie-
spältig beurteilt werden muß. Antabus
wird nur im Einverständnis mit dem
Patienten verabreicht und ist so etwas
wie eine „Zeitbombe" im Körper. Der
Patient muß wissen, daß er bei Einnahme von Antabus und gleichzeiti-
gem Alkoholgenuß mit seinem Leben
spielt. Wer Antabus nimmt und trinkt,
bekommt Brechreiz und Atemnot,
schwere Angstattacken bis hin zum
Herzanfall. Die Therapie mit Antabus
baut also darauf, daß der Alkoholiker
aus nackter Angst vor den möglichen
Folgen nicht zum Glas greift. In Ein-
zelfällen mag die Verschreibung von
Antabus hilfreich sein: Es gibt Patienten, die das Mittel als eine Art „Talis-
man" nehmen, um sich so vor einem
Rückfall zu schützen. Doch aus therapeutischer Sicht gilt das Mittel insgesamt als nicht mehr zeitgemäß. Ziel
jeder Therapie muß es doch sein, den
Kranken daran zu gewöhnen, auch
ohne diese „Krücke" den Weg ins alkoholfreie Leben zu finden.

Neuerdings kennt die Medizin
auch Arzneimittel, die Alkoholkranke
in der ersten kritischen Zeit nach dem
Entzug und beim Trockenwerden begleiten können. Sie beruhen auf Erkenntnissen der neurobiologischen
Forschung, die sich auf Substanzen
konzentriert, die das Alkoholverlan-
gen, den „Saufdruck", verhindern
oder wenigstens dämpfen sollen. Ein
solches Mittel ist Campral ® (Acamprosat), das in Frankreich seit 1989
zugelassen ist, in Deutschland erst
seit 1996.

Campral sollte unmittelbar nach
der Entgiftung eingesetzt werden. Es
ist relativ nebenwirkungsfrei und hat
kein Suchtpotential. Es ist keine Sub-
stitutionsdroge wie zum Beispiel Methadon für Heroin. Die Substanz soll
gerade im ersten Jahr nach der Entgiftung, wenn die Rückfallgefahr am
größten ist, helfen. Just in dieser Phase treten bei vielen Alkoholikern Unruhe und Spannungszustände auf, die
leicht wieder zur Flasche führen.

Gegen das „Craving"

Das zwanghafte, scheinbar urplötzlich auftretende Verlangen nach Al-
koholnachschub, also das „Craving",
soll durch die regelmäßige Einnahme
von Campral gemindert werden.
Acamprosat ist ein Kalziumsalz eines
geringfügig modifizierten Homotau-
rins. Homotaurin ist eine Substanz,
die als Abbauprodukt der Aminosäure
Zystein im Körper selbst produziert
wird. Die Einnahme von Acamprosat
soll das Suchtverlangen dämpfen.

Die neue Substanz Acamprosat in Campral setzt genau dort an, wo der Rückfall droht: Das Medikament hebt nicht die Alkoholwirkung auf oder bestraft den Alkoholgenuß, sondern stoppt unmittelbar das Suchtverlangen. Drei Mechanismen wirken synergetisch: Neuronale Erregung wird gedämpft, Hemmvorgänge werden aktiviert. Sie münden im beruhigenden und angstlösenden Effekt

Zum Hintergrund: Wenn dem Gehirn über lange Zeit hin kontinuierlich Alkohol in größeren Mengen zugeführt wird, stößt dies neuronale Mechanismen an, durch die sich Toleranz gegenüber Alkohol und später Abhängigkeit entwickeln.

Die Nervenzellen gleichen das durch das Nervengift Alkohol verursachte Ungleichgewicht zwischen Erregung und Hemmung durch Gegensteuern aus. Das Zentrale Nervensystem gewöhnt sich an den Alkohol und führt entsprechende Adaptionsprozesse ein. Im Gehirn entsteht ein neues Gleichgewicht, das aber nur so lange funktioniert, wie ständig weiter Alkohol zugeführt wird. Viele Alkoholiker kennen das – nach ein paar Schluck am Morgen geht es ihnen für gewisse Zeit besser.

Doch das ist ein künstliches und krankhaftes Gleichgewicht. Es wird entlarvt, sobald der Alkohol entzogen wird – mit Schlaflosigkeit, Schwitzen, Zittern, Angstzuständen bis hin zu Krämpfen und zum Delirium. Der Entzugsprozeß, in dessen Verlauf das Zentrale Nervensystem wieder zu seiner natürlichen Balance finden will, kann lange dauern.

Die neuronale Übererregbarkeit bleibt in schwächerer Form auch noch lange nach der Entgiftung bestehen. Die Forschung geht davon aus, daß diese Übererregung eine der molekularbiologischen Ursachen für das Craving, für die Gier nach Alkohol, ist. Noch Monate nach der Entgiftung kann das Craving scheinbar urplötzlich einsetzen. Der Alkoholiker trinkt wieder, um seine neuronale Übererregung, seine Angstzustände, zu bekämpfen. Er erlangt für kurze Zeit wieder das trügerische nervliche Gleichgewicht von einst – und so wird die Sucht fortgeschrieben.

Campral soll, sehr vereinfacht ausgedrückt, das wahrscheinlich durch Alkohol verursachte Ungleichgewicht der Botenstoffe Glutamat und Gamma-Aminobuttersäure (GABA) im Zentralen Nervensystem ausgleichen. Der Wirkstoff hat die Aufgabe, die beim Alkoholiker vermehrt vorkommenden Glutamat-Rezeptoren – die Empfangsstellen für Botenstoffe – zu blockieren. Sie sind dann für eine Erregungsübertragung nicht mehr offen, ein möglicherweise auftretender „Saufdruck" wird so vermindert.

Klinische Langzeitstudien in zehn europäischen Ländern mit mehr als 4000 Patienten haben, so der Hersteller von Campral, bestätigt, daß Acamprosat wirken kann. Die Abstinenzrate der Alkoholiker, die das Mittel nahmen, war deutlich höher, als bei denen, die nur ein Placebo (also ein Scheinpräparat ohne Wirkstoff) erhielten. Eine in Deutschland durchgeführte Studie ergab, daß die Patienten, die lediglich ein Placebo erhielten, im Durchschnitt bereits nach 112 Tagen einen Rückfall erlitten. Die Campral-Patienten hielten durchschnittlich 165 Tage durch. Am Ende der einjährigen Behandlungsphase waren nur knapp 21% der mit Placebo, aber über 42% der mit Campral behandelten Patienten ununterbrochen abstinent. Folgestudien ein Jahr nach der Behandlungsphase zeitigten ähnliche Unterschiede.

Campral ist kein Wundermittel, aber ein vielversprechender neuer Ansatz. Das Mittel sollte ein Jahr lang eingenommen und auch bei Rückfällen nicht abgesetzt werden – eine begleitende therapeutische Betreuung und der Besuch von Selbsthilfegruppen gehören aber unbedingt dazu.

Serviceteil

Alkohol ist ein Lösungsmittel:

er löst die Partnerschaft,

er löst den Arbeitsvertrag,

er löst den Führerschein,

er löst das Selbstbewußtsein.

Er löst aber keine Probleme!

Nützliche Adressen

Hier eine Auswahl von Adressen, die nützlich sein können. Viele Organisationen sind auch in Landesverbände und lokale Gruppen gegliedert – die angeführten Dachorganisationen helfen gerne weiter.

Verbände der Suchtkrankenhilfe:

Deutsche Hauptstelle gegen
die Suchtgefahren e.V. (DHS)
Postfach 1369
59003 Hamm
Tel. 02381/9015-0
Fax 02381/15331

Arbeitsgemeinschaft
Katholischer Fachkrankenhäuser
für Suchtkranke e.V.
Postfach 420
79004 Freiburg
Tel. 0761/ 200369
Fax 0761/200350

Deutsche Gesellschaft
für Suchtforschung und
Suchttherapie e.V.
(DG-Sucht)
Postfach 1453
59004 Hamm
Tel. 02381/417998
Fax 02381/ 417999

Fachverband Sucht e.V.
Adenauerallee 58
53113 Bonn
Tel. 0228/ 261555

Fax 0228/ 215885
eMail: sucht@sucht.de
Internet-URL: http://www.sucht.de

Gesellschaft gegen Alkohol-
und Drogengefahren (GAD) e.V.
Planckstr.4-5
39104 Magdeburg
Tel. 0391/ 56566-0
Fax 0391/ 56566-20

Verband ambulanter
Behandlungsstellen für
Suchtkranke/Drogenabhängige e.V.
(VABS)
Postfach 420
79004 Freiburg
Tel. 0761/ 200363
Fax 0761/ 200350

Deutsche Gesellschaft für
Drogen- und Suchtmedizin e.V.
Postfach 160250
60065 Frankfurt am Main
Tel. 069/ 467361
Fax 069/ 467361

In der Schweiz:
Schweizerische Fachstelle für
Alkoholprobleme
Postfach 870
CH 1001 Lausanne

In Österreich:
Zentralstelle zur Bekämpfung
des Alkoholismus
Hackengasse 13
A 1150 Wien

*Selbsthilfe- und Abstinenz-
organisationen:*

Al-Anon Familiengruppen
Interessengemeinschaft e.V.
Emilienstr. 4
45128 Essen
Tel. 0201/773007
Fax: 0201/773008

Anonyme Alkoholiker (AA)-
Interessengemeinschaft e.V.
Postfach 460227
80910 München
Tel. 089/3164343 u. 3169500
Fax 089/3165100
eMail:
Kontakt@anonyme -alkoholiker.de
Internet-URL:
http://www.Anonyme Alkoholiker.de
(AA gibt auch Auskunft über
Al-Anon-Familiengruppen und die .
Jugendgruppen Alateen

Arbeitsgemeinschaft der deutschen
Abstinenzverbände (AGAV)
Nelkenstr.20
66386 St.Ingbert
Tel. 06894/7592
Fax 06894/870331
eMail: AGAV1@t-online.de
Internet-URL:
http://home.t-online.de/home/AGAV1

Blaues Kreuz in der Evangelischen
Kirche Deutschland e.v.
(Bundesverband)
An der Marienkirche 19
24768 Rendsburg
Tel. 04331/590-381
Fax: 04331/590387
eMail: bke@blaues-kreuz.org
Internet-URL:
http://www.blaues kreuz.org

Blaues Kreuz in Deutschland e.V.
Postfach 200252
42202 Wuppertal
Tel. 0202/620030
Fax 0202/ 6200381
eMail: bkd@blaues-kreuz.de
Internet-URL:
http://www.blaues-kreuz.de

Bund gegen Alkohol im
Straßenverkehr e.V.
Alsterchaussee 17
20149 Hamburg
Tel. 040/440716
Fax 040/4107616

Bundesarbeitsgemeinschaft der
Freundeskreise für Suchtkrankenhilfe
in Deutschland e.V.
Kurt-Schumacher-Str.2
34117 Kassel
Tel. 0561/780413
Fax 0561/711282

Deutscher Guttempler-Orden
(I.O.G.T.) e.V.
Adenauerallee 45
20097 Hamburg
Tel. 040/245880
Fax 040/241430
eMail: guttempler@t-online.de
Internet-URL:
http://iogt.international.org

FABA e.V., Förderverein zur
Aufklärung und Beratung von
Alkoholkranken und Mitbetroffenen
Loisacherufer 30
82515 Wolfratshausen
Tel. 08171/28001
Fax 08171/28002

Juvente Jugendorganisation
der Guttempler in Deutschland
Adenauerallee 45
20097 Hamburg
Tel. 040/245880
Fax 040/241430

Kreuzbund e.V. - Selbsthilfe- und
Helfergemeinschaft für Suchtkranke
und deren Angehörige
Postfach 1867
59008 Hamm
Tel. 02381/67272-0
Fax 02381/6727233

Behörden und Kammern:

Bundesministerium für Gesundheit
Postfach 170208
53108 Bonn
Tel. 0228/941-0
Fax 0228/941-4932
eMail:
poststelle.hauslll@bmg.bund400.de
Internet-URL:
http://www.bmgesundheit.de/krank-
hei/ubersi2_.htm#heading4

Bundesärztekammer
Postfach 410220
50862 Köln
Tel. 0221/40040
Fax 0221/4004388
eMail: 00530.261@compuserve.com

Bundeszentrale für gesundheitliche
Aufklärung (BZgA) Ref.1-13
Postfach 910151
51071 Köln
Tel. 0221/8992-0
Fax 0221/8992300
Internet-URL:
http://www.bzga.de/sucht,htm
Informationstelefon zur
Suchtvorbeugung: 0221/892031 /
tägl. Von 10–22 Uhr

Verband Deutscher Renten-
versicherungsträger VDR
Eysseneckstr.55
60322 Frankfurt am Main
Tel. 069/1522-0
Fax 069/1522-320

137

Literaturverzeichnis

Einer Reihe der folgenden Titel und Publikationen verdanken wir wertvolle Anregungen für dieses Buch. Sie werden in diesem Verzeichnis ebenso aufgeführt wie Ratgeber und Titel für Leser, die das Thema vertiefen möchten. Außerdem führen wir Titel an, die das Thema Alkoholismus literarisch verarbeitet haben. Ratgeber und literarische Titel sind kursiv gesetzt.

Anonyme Alkoholiker (Hrsg): Trocken bleiben – nüchtern leben. München 1987

Appel, Christa (Hrsg.): Kinder alkoholabhängiger Eltern, Ergebnisse der Suchtforschung. Lambertus Verlag 1994.

Arend, Horst: Alkoholismus – Ambulante Therapie und Rückfallprophylaxe. Psychologie Verlags Union 1994.

Assfalg , Reinhold: Alkoholabhängigkeit und ihre Überwindung. Blaukreuz Verlag 1994

Bönner, K. H., Waldow, M. (Hrsg.): Indikation und individualisierte Verweildauer in der stationären Behandlung Alkohol- und Medikamentenabhängiger. Praxis der Psychosozialen Präventation u. Rehabilitation 5/1987)

Burr, A.: Alkohol in der Familie. Kösel-Verlag 1991

Deutsche Hauptstelle gegen die Suchtgefahren (Hrsg.): Alkohol, Konsum und Mißbrauch. Lambertus Verlag 1996

Deutsche Hauptstelle gegen die Suchtgefahren (Hrsg.): Alkoholabhängigkeit. Motivation und Diagnose. Lambertus Verlag 1996.

Deutsche Hauptstelle gegen die Suchtgefahren (Hrsg.): Alkoholismus – eine Information für Ärzte. Hamm 1991

Deutsche Hauptstelle gegen die Suchtgefahren (Hrsg.): Alkoholismus, Therapie und Hilfe. Lambertus Verlag 1996

Deutsche Hauptstelle gegen die Suchtgefahren (Hrsg.): Fetales Alkoholsyndrom. Hamm 1996

Deutsche Hauptstelle gegen die Suchtgefahren (Hrsg): Suchtkrankenhilfe in Deutschland, Geschichte, Strukturen, Perspektiven. Lambertus Verlag 1997

Deutsche Hauptstelle gegen die Suchtgefahren e.V.: Jahrbuch Sucht 98. Neuland Verlag 1997

Falk, Chia u. a.: Alkohol-frei.
Ermutigende Lebensberichte,
Blaukreuz Verlag

Fallada, Hans: Der Trinker.
Aufbau Verlag, *1995*

Feuerlein, W, Küfner, H, Soyka, M.
u.a.: Alkoholismus - Mißbrauch
und Abhängigkeit, Entstehung und
Folgen. Thieme Verlag 1998.

GEO Spezial: Sucht und Rausch.
Hamburg 1990

Groth, Siegfried: Der Blaue Fuchs.
Ein Kriminalist wird frei.
Blaukreuz Verlag 1997

Hazelden: Hocker und Flaschen.
Eine Hilfe für die ersten Schritte im
Zwölf-Schritte Genesungsprogramm
sowie 31 tägliche Meditationen.
12&12 Verlag Mega Trends

Herhaus, Ernst: Kapitulation.
Aufgang einer Krankheit.
Diogenes Verlag 1986

Lambrou, Ursula: Familienkrankheit
Alkoholismus. Im Sog der Abhängigkeit. Rowohlt 1990.

La Plante, Lynda: Zwei Leben
hat die Katze. Goldmann Verlag.
München 1996

London, Jack: König Alkohol,
dtv -Taschenbuch

Lowry, Malcolm: Unter dem Vulkan,
Rowohlt Verlag 1984

Katz, Fritz u.a.: Alkoholismus –
Hilfe ist möglich. Ursachen –
Auswirkungen – Fragen an die
Gesellschaft. Blaukreuz Verlag 1995

Kaufman, Edward u. Pauline (Hrsg.):
Familientherapie bei Alkohol-
und Drogenabhängigkeit.
Lambertus Verlag 1992

Knapp, Caroline: Alkohol – meine
gefährliche Liebe. Rowohlt 1998

Körkel, Joachim (Hrsg.): Praxis der
Rückfallbehandlung. Ein Leitfaden
für Berater, Therapeuten und
ehrenamtliche Helfer. Blaukreuz
Verlag 1998.

Körkel, J. und Kruse, G.: Mit dem
Rückfall leben. Psychiatrie Verlag
1993.

Körkel, Joachim (Hrsg.): Rückfall
muß keine Katastrophe sein.
Ein Leitfaden für Abhängige und
Angehörige. Blaukreuz Verlag 1991.

Küfner, Heinrich: Die Zeit danach.
Chancen und Entwicklungs-
möglichkeiten für Betroffene nach
Entwöhnungsbehandlung und
Selbsthilfegruppe. Schneider Verlag
Hohengehren 1996.

Lindenmeyer, J.: Lieber schlau als
blau, Informationen zur Entstehung
und Behandlung von Alkohol- und
Medikamentenabhängigkeit.
Psychologie Verlags Union 1992.

Mann, K., Buchkremer, G., (Hrsg.):
Sucht. Grundlagen – Diagnostik –
Therapie. Gustav Fischer Verlag 1996

*Merkle, Rolf: Ich höre auf, ehrlich.
Ein praktischer Ratgeber für
Betroffene und Angehörige.*
PAL Verlags GmbH 1996.

Randall, Thomas: Falle Alkohol.
Limes Verlag 1982

Reichelt-Nauseef, Sabine: Einfluß
von Alkoholismus auf die Familien-
struktur und deren Veränderung
aus der Sicht ihrer Mitglieder.
Wiss. Beitr. aus Europ. Hochschulen.
Psychol. 2, Verlag a. d. Lottbek 1991

*Robertson, Nan:Die Anonymen
Alkoholiker. Ein Insiderbericht.*
12&12 Verlag Mega Trends 1995

Rost, Wolf D.: Psychoanalyse
des Alkoholismus. Theorie,
Diagnostik, Behandlung.
Klett-Cotta Verlag 1992.

Schmidt, Lothar: Alkoholkrankheit
und Alkoholmißbrauch.
Definition – Ursachen – Folgen –
Behandlung – Prävention.
Kohlhammer Verlag 1997.

*Schneider, Ralf: Die Suchtfibel.
Informationen zur Abhängigkeit
von Alkohol und Medikamenten.*
Schneider Verlag Hohengehren 1998.

*Somers, Suzanne: Zum Schweigen
verdammt. Bericht einer
Angehörigen.*
Bastei-Lübbe 1995.

Soyka, M.: Die Alkoholkrankheit –
Diagnose und Therapie.
Thieme Verlag 1995.

Spode, Hasso: Die Macht der
Trunkenheit, Kultur- und Sozial-
geschichte des Alkohols in
Deutschland. Leseke + Budrich 1996.

Vogt, Irmgard: Alkoholikerinnen.
Eine qualitative Interviewstudie.
Lambertus Verlag 1994.

Vom Knappen, Beate u. a.: Alkohol-
schäden bei Kindern, Ratgeber
zur Alkoholembryopathie. Lambertus
Verlag 1987.

Wallburg, Hans D.: Endlos schien die Nacht. Der Bericht eines Alkoholkranken. Blaukreuz Verlag 1983

Wallburg, Hans D.:Nachtfrost, Tagebuch eines Alkoholrückfalls. Fischer Verlag 1993

Wallhäuser, K.H. (Hrsg.): Säufer. Geschichten über dem Alkohol. Von Malcom Lowry, Ernest Heming-way, Thomas Dylan u. a. Wolke Verlag 1987

Watzl, H. und Rockstroh, B. (Hrsg.): Abhängigkeit und Missbrauch von Alkohol und Drogen. Hogrefe Verlag 1997

Werner, M.: Herr Abhängig und Frau Co? Ulrike Helmer Verlag 1994

Zocker, Horst: betrifft: Anonyme Alkoholiker. Verlag C.H.Beck, 1989

Alkohol und Kündigung

Alkohol am Arbeitsplatz wird arbeitsrechtlich unterschiedlich bewertet. Arbeitnehmer, die *nicht* alkoholabhängig, also nicht krank sind, müssen bei Alkoholmißbrauch mit Abmahnung und bei Wiederholung mit der Kündigung rechnen. Dies gilt besonders für Betriebe mit striktem Alkoholverbot. Allerdings muß der Arbeitgeber nachweisen, daß der Arbeitnehmer nicht alkoholkrank ist, sondern wirklich „wußte, was er tat" und es hätte steuern können. Die Beweislast lag früher beim Arbeitnehmer, inzwischen liegt sie jedoch beim Arbeitgeber.

Gegenüber Arbeitnehmern, die alkoholabhängig sind und auffällig wurden, darf der Arbeitgeber zunächst keine derartigen arbeitsrechtlichen Konsequenzen ziehen. Der Arbeitgeber hat aber eine Fürsorgepflicht, deshalb kann und soll er über alkoholbedingte Störungen nicht einfach hinwegsehen. Praxis ist es, oft durch Betriebsvereinbarungen recht genau festgelegt, daß sich der Mitarbeiter in einer meist stufenweisen Vereinbarung verpflichten muß, etwas gegen sein Alkoholproblem zu unternehmen und sich qualifizierte Hilfe zu suchen. Dazu gehören der Besuch einer Suchtberatungsstelle, einer Selbsthilfegruppe und – wenn alle Hilfen erfolglos bleiben – eine Therapie.

Wenn der Arbeitnehmer aber den Aufforderungen, sich Hilfe zu holen, nicht nachkommt, muß er mit Abmahnung – wegen nicht wahrgenommener Angebote zur Hilfe gegen seine Erkrankung – und bei weiterer Auffälligkeit zuletzt mit der Kündigung rechnen. In diesem Fall darf der Arbeitgeber wegen Krankheit und ihrer schlechten Prognose kündigen.

Wird ein Arbeitnehmer nach einer stationären Therapie bald wieder rückfällig, stimmten in den letzten Jahren die Arbeitsgerichte einer Kündigung meist ebenfalls zu. Geschieht der Rückfall nach langer Zeit der Abstinenz, sind wieder Hilfeangebote zu machen, die der Arbeitnehmer nutzen muß.

Wenn der Führerschein weg ist

Sie haben Ihren Führerschein „verloren"? Wer verliert wohl ein so wichtiges Dokument? Menschen, die mit Alkohol „verkehrsauffällig" werden, wird der Führerschein *entzogen*, er kommt nicht einfach nur abhanden ...

Für viele ist ein solcher Führerscheinentzug ein Vorfall, der zum Nachdenken anregen kann. Was ist geschehen, was hätte noch Schlimmeres geschehen können? Manche werten den Führerscheinentzug als Chance, aber erst nach einem Lernprozeß. Tobias B. aus R.: „Ich hätte mit Sicherheit noch weitergetrunken, vielleicht noch über Jahre. Es war ja noch immer gutgegangen. Die Verkehrskontrolle, bei der mir 1,95 Promille nachgewiesen wurden, hat mich ausgebremst, in jeder Hinsicht."

Wer mit 1,6 Promille und mehr am Steuer auffällig wird, dem wird nicht nur der Führerschein entzogen. Ab 1,6 Promille ist auch die Begutachtung durch die Medizinisch-Psychologische Untersuchungsstelle (MPU) zwingend. Die MPU soll verhindern, daß Fahrer, die ihren Alkoholkonsum nicht mehr unter Kontrolle haben, weiterhin sich und andere Verkehrsteilnehmer gefährden. Ihre Gutachten entscheiden, wann und ob Sie die Fahrerlaubnis wieder erhalten.

Bei der Erstbegutachtung nach Führerscheinentzugs wegen Alkohol fallen ca. 80% der Prüflinge durch. Diese Quote ist vor allem deshalb so hoch, weil viele Probanden nach dem Führerscheinentzug schlecht informiert werden und weil sie sich falsch verhalten. Sie gehen zur Begutachtung, ohne wirkliche Konsequenzen im Hinblick auf ihre Alkoholproblematik gezogen zu haben. Tobias B., der prompt durchfiel: „Die Tests waren kinderleicht, die medizinische Untersuchung nicht schlimm. Aber die bei der MPU haben mir nicht geglaubt, daß ich nicht mehr trinken würde. Sie hatten ja recht, aber damals meinte ich noch, ich könnte mich geschickt herausreden. Im Lügen hatte ich doch Übung."

Bei einer hohen Blut-Alkohol-Konzentration und einer längeren Fahrtstrecke, die unauffällig zurückgelegt wurde, nehmen die Prüfer meist eine Alkoholabhängigkeit an und fordern sehr genaue und plausible Nachweise, ob und was der Prüfling dagegen unternommen hat. So wollen sie wissen, ob er sich über die Alkoholkrankheit informierte, ob er eine Selbsthilfegruppe besuchte, eventuell auch eine ambulante oder stationäre Therapie absolvierte.

Um die MPU-Prüfung zu bestehen, muß man ein Jahr Abstinenz nachweisen, u. a. durch normgerechte Leberwerte. Wenn die Leberwerte aus anderen Gründen als durch Alkoholkonsum überhöht sind, muß ein entsprechendes Attest des Hausarztes vorgelegt werden, aus dem diese ersichtlich sind.

Wer nicht ein Jahr Abstinenz, möglichst mit regelmäßigem Besuch einer Gruppe, nachweisen kann, wird in der Regel bei der Prüfung durchfallen. Dabei wird auch sehr genau geprüft, ob es sich um eine zufriedene Abstinenz handelt und nicht nur um eine „zähneknirschende" Trinkpause, die nur dazu dient, den Führerschein wiederzuerhalten.

Verharmlosen Sie nie Ihren früheren Alkoholkonsum. Es gibt heute sehr empfindliche Labortests, die auch länger zurückliegenden Alkoholkonsum aufdecken können. Es bringt Ihnen auch nur Nachteile, wenn Sie beispielsweise erklären, die Promille kämen von „zwei oder drei Bierchen", die sie zufällig getrunken hätten.

Wenn Sie aber tatsächlich abstinent leben, werden Sie glaubhaft und überzeugend die Veränderungen in Ihrem Leben aufzeigen können, die daraus resultieren. Viele inzwischen trockene Alkoholiker berichten, daß der Entzug des Führerscheins für sie der Anlaß war, ihre Suchtkarriere zu überdenken und ihr Leben zu ändern. So auch Tobias B.: „Meine zweite Prüfung verlief erfolgreich, obwohl ich natürlich vorher Angst hatte. Aber es tat mir eigentlich wohl, einmal im Zusammenhang zu berichten, wie es mir heute ohne den Alkohol geht. Am liebsten hätte ich dem Prüfer gesagt, daß ich seinem Kollegen, bei dem ich durchgefallen war, heute ehrlich dankbar bin."

Brief an den Alkohol

Von Jürgen B. aus O.

Auf die in Briefen übliche Anrede „lieber" verzichte ich in Deinem Fall. Denn Du bist nicht lieb. Im Gegenteil. Du bist ein Teufel im Engelskostüm, ein falscher Freund, der sich als guter Wegbegleiter präsentiert hat. Du hast Dich in mein Leben geschlichen und Dich (beinahe) unentbehrlich gemacht.

Was hast Du mir alles versprochen: Entspannung, Fröhlichkeit, Gesprächigkeit, Zwanglosigkeit, Trost, Mut, Stärke, Männlichkeit und noch viel mehr. Obwohl ich irgendwann gespürt habe, daß Du ein schlechter Ratgeber bist, habe ich weiter auf Dich gehört und Dich in den Mittelpunkt meines Lebens gestellt.

Ich habe soviel Zeit mit Dir verbracht, daß ich praktisch keine anderen Interessen mehr hatte. Du hast mir meine Identität und meine Selbstachtung geraubt. Du hast mich betäubt und mir alles genommen, was mir wirklich etwas im Leben bedeutet. Du hast meine ganze Familie in Mitleidenschaft gezogen und nicht die geringste Rücksicht genommen. Du hast in mir Angst, Einsamkeit, Ohnmacht, Schuldgefühle und Depressionen ausgelöst.

Manchmal hast Du mich glauben lassen, alles im Griff zu haben. Dabei hatte ich längst den Bezug zur Realität verloren. Ich habe die Nacht zum Tag und den Tag zur Nacht gemacht. Ich bin weggelaufen, anstatt zu diskutieren, weil ich immer Angst davor hatte, mich in eine Lage zu bringen, in der ich verletzt werden könnte. Und wenn sich Frust eingestellt hat, dann hast Du mir geholfen, ihn wegzuspülen.

Ich konnte mir einfach nicht eingestehen, daß Du meine Wahrnehmungen und mein Verhalten manipuliert und nach Deinen Vorstellungen verändert hast. Ich habe viele meiner Träume und Wünsche Deinetwegen begraben müssen. Einige Male habe ich versucht, mich aus Deiner Umklammerung zu lösen, und meine Gefühle waren geprägt von Hoffnung und Zuversicht. Daß ich meine Vorsätze und Versprechungen, mich von Dir abzuwenden, nicht einhalten konnte, habe ich als großes Versagen und als tiefe Niederlage empfunden.

Aber jetzt lasse ich mich von Dir nicht mehr länger zum Narren halten. Mein Wunsch nach Veränderung ist stärker als Du. Man lebt nur einmal, und das war's. Und an dieser Erfahrung will ich positiv teilhaben. Ich werde nicht warten, bis ich noch weiter unten bin. Ich werde in Zukunft meine Ziele und Prioritäten richtig festlegen und konsequent daran arbeiten, sie wirklich zu erreichen.
P.S.

Ich habe Dir mit diesem Brief eine Menge Schuld in die Schuhe geschoben, aber genaugenommen, gibt es niemanden weit und breit, den ich letztlich für meine Situation verantwortlich machen kann – außer mich selbst.

Meine Ziele im nächsten Jahr

Nehmen Sie sich einen Augenblick Zeit und formulieren Sie in den folgenden Fragen Ihre sich selbst gesteckten Ziele und vergleichen Sie regelmäßig, was Sie davon schon erreicht haben. Und kontrollieren Sie bitte auch, ob Sie einmal Erreichtes auch weiter durchhalten!

1. Das will ich an mir ändern:

● _____
                                                    o.k. am

● _____
                                                    o.k. am

● _____
                                                    o.k. am

● _____
                                                    o.k. am

2. Das will ich im Umgang mit meiner Familie ändern:

● _____
                                                    o.k. am

● _____
                                                    o.k. am

● _____
                                                    o.k. am

● _____
                                                    o.k. am

3. Das will ich in meinem Verhältnis zu meinen Freunden besser machen:

●

_____ o.k. am

●

_____ o.k. am

●

_____ o.k. am

●

_____ o.k. am

4. Das möchte ich beruflich erreichen:

●

_____ o.k. am

●

_____ o.k. am

●

_____ o.k. am

●

_____ o.k. am

5. Das habe ich mir sonst noch vorgenommen:

●

_____ o.k. am

●

_____ o.k. am

●

_____ o.k. am

●

o.k. am

Alkohol lauert überall

Viele Getränke und Speisen, bei denen man es nicht vermutet, enthalten Alkohol, wie schon an anderen Stellen dieses Ratgebers berichtet. Oft sind es nur Spuren von Alkohol, aber auch das kann im Kopf eines Alkoholkranken „den Schalter umlegen" und ist daher gefährlich. Suchtkranke sind sogar durch einen synthetisch erzeugten Alkoholgeschmack, etwa auf Basis eines Rumaromas, rückfallgefährdet. Hier eine detaillierte Übersicht, worauf Sie im Alltag achten müssen – denn Alkohol lauert überall.

Die Hauptprobleme:
- In Lebensmitteln wird Alkohol nur lückenhaft gekennzeichnet
- Der Alkoholgehalt wird bisweilen unter irreführenden Bezeichnungen angegeben
- Für Getränke wird mit dem Attribut „alkoholfrei" geworben, obwohl sie geringe Mengen Alkohol enthalten

Bei Lebensmitteln muß auf der Verpackung in der Zutatenliste Alkohol verzeichnet sein, wenn er im Produkt vorkommt. Achten Sie also auf das Kleingedruckte. Allerdings gibt es viele Ausnahmen, bei denen das Suchtmittel nicht ohne weiteres zu erkennen ist. Das gilt zum Beispiel für lose verkaufte Waren wie die Schwarzwälder Kirschtorte, das gilt für Gerichte in Restaurants, etwa bei Soßen, flambierten Gerichten, Speiseeis und Obstsalaten. Schwer identifizierbar ist Alkohol auch in Schokoriegeln oder Pralinen und bei Mini-Verpackungen, etwa von Ostereiern.

Was tun? Fragen Sie im Restaurant oder in der Kantine nach einem etwaigen Alkoholgehalt. Übrigens gibt es immer mehr Kantinen, die von sich aus auf den Alkoholgehalt von Speisen hinweisen und Alternativen anbieten. Beim Einkaufen müssen Sie natürlich ebenfalls achtgeben. Das klingt mühsam, doch gehört das bald zur Alltagsroutine. Denken Sie bitte auch daran, daß bestimmte Lebensmittel einen natürlichen Alkoholgehalt haben. Dazu gehört der Kefir, denn der Kefirpilz produziert aus Milchzucker Alkohol. Bei naturtrüben Fruchtsäften können Hefen den Fruchtzucker zu Alkohol vergären. Und im Essig können die Essigsäurebakterien alkoholhaltige Bestandteile in Essigsäure umwandeln.

Sie halten diese Hinweise für übertrieben? Nun, mancher Alkoholiker hat schon versehentlich, gleichsam „unschuldig" Alkohol zu sich genommen, etwa bei einem Stehempfang, als er im dargebotenen Orangensaft keinen Sekt vermutete. Bei vielen blieb das ohne Folgen, bei anderen aber nicht. Oft genug war dieser eine an sich harmlose Schluck der Einstieg für den Rückfall einige Tage oder Wochen später. Unser Ratschlag: Seien Sie bitte absolut konsequent, meiden Sie jeden Kontakt mit dem Suchtmittel. Manche Therapeuten gehen sogar so weit, ihren Patienten davon abzuraten, beispielsweise zu Silvester ein Sektglas voller Mineralwasser zu nehmen, um mit den anderen anzustoßen. Das Wasser ist ungefährlich, aber die Suchterinnerung an das Sektglas („Mein Gott, war das schön, als in diesem schlanken Glas noch der Schampus perlte!") kann Folgen haben!

Lebensmittel	Beispiele	Das kann drin sein
Süßwaren		
Speiseeis	Schokoladeneis, Marzipaneis, Liköreis, Rumeis, Fruchteis	Amaretto, Calvados, Likör, Rum, Weißwein
Süßigkeiten	Crémeschnitten, Rum-Trauben-Schokoladen, Pralinen, Schokoriegel, Ostereier, Weihnachtspralinen, Weingummi	Alkohol, Rum, Kirschwasser, Wein, Weinbrand, Eierlikör
Konfitüren	Sauerkirschkonfitüre, Marillenkonfitüre, Zwetschgenkonfitüre	Kirschwasser, Marillenbrand, Rum
Süßspeisen	Speisequarkzubereitung, Zitronencreme, Rote Grütze, Apfelkompott	Alkohol, Eierlikör, Himbeergeist, Kirschwasser, Rum, Wein
Fertigprodukte		
Suppen	Kaltschale, Ochsenschwanzsuppe, Fischsuppe, Zwiebelsuppe	Gin, Madeira, Cognac, Wein, Sherry, Weinbrand
Soßen	Chilisoße, Schokoladensoße, Worcestersoße, Teufelssoße	Calvados, Gin, Rum, Wein, Whiskey, Branntwein
Fleischgerichte	Hühnerfrikassee, Wildgerichte, Filet „Stroganof"	Bier, Wein, Madeira, Likör, Portwein, Rum, Sherry

Lebensmittel	Beispiele	Das kann drin sein
Fischgerichte	Fischfilet, Fischragout, Forelle blau, Muscheln, Scampicocktail	Wein, Sherry, Weinbrand
Gemüse	Buntes Paprikagemüse, Rotkohl, Gurkengemüse, Sauerkraut	Madeira, Rotwein, Weißwein
Eintopfgerichte	Gemüse-Fisch-Eintopf, Lyoner-Kartoffeln, Provençalischer Eintopf	Weißwein
Käsegerichte/ Käsefondue	Welsh Rabbit, Käseeier im Nest, Fondue	Bier, Weinbrand, Weißwein, Cognac, Kirschwasser
Backwaren		
Kuchen, Torten, Kleingebäck, Gebäck- schnitten	Schwarzwälder Kirschtorte, Rumkugeln, Berliner, Herrentorte, Gewürzkuchen	Rum, Brandy, Arrak, Cognac, Birnengeist, Kirschwasser, Weinbrand, Wein, Sherry, Likör, Grappa

Alkohol in Getränken

Ein Kapitel für sich sind die sogenannten „alkoholfreien" Biere, Weine oder Sekte, die in zeitgemäßer „Light"-Form immer häufiger angeboten werden. Hier sei die Warnung wiederholt: Diese Getränke sind keineswegs alkoholfrei. Viele Rückfälle haben mit dem Experiment begonnen, es mal mit diesen Produkten zu versuchen. Auch dieser geringe Alkoholgehalt entfaltet seine Wirkung im Organismus und vor allem in der Psyche. Über kurz oder lang bricht der Wunsch durch, doch wieder mal was „Richtiges" zu trinken, wird es doch ziemlich mühsam, sich mit „alkoholfreiem" Bier Stimmung anzutrinken.

Versteckter Alkohol in Getränken: Sekt oder Selters

Beispiele für alkoholische und alkoholfreie Getränke		Das kann drin sein: Alkoholgehalt in vol.%
Normales Bier		3,0–5,0
Malzbier		0,3–1,0
„alkoholfreie" Biere		
z.B.	Clausthaler Extraherb	0,48
	Clausthaler Classic	0,45
	Gerstel-Bräu	0,40
	Holsten alkoholfrei	0,03
	Jever Fun	0,40
	Kelts	0,35
	Kritzenthaler	0,49
	Licher alkoholfrei	0,39
	Löwenbräu	0,39
	Thomasbräu alkoholfrei	max. 0,50
	Waitzinger Weissen	max. 0,50
	Warsteiner	max. 0,50
Diätbier (Diabetiker)		ca. 3,5–4,5
„Light" oder Leichtbier		2,5–3,5
„alkoholarmes Bier"		höchstens 1,5
normaler Wein		8–12
„alkoholfreier Wein"		höchstens 0,5
(Quelle: Nährwerttabellen und Herstellerangaben)		

Arzneimittel und Alkohol

Enthält ein Medikament mehr als 0,05g Alkohol, muß der Hersteller einen Warnhinweis geben. Ein Beispiel: „Dieses Arzneimittel enthält ... vol.% Alkohol. Bei Beachtung der Dosierungsanleitung werden bei jeder Einnahme bis zu ... g Alkohol zugeführt. Dieses Arzneimittel darf nicht angewendet werden bei Leberkranken, Alkoholkranken, Schwangeren, Kindern ... usw.." Versteckter Alkohol findet sich übrigens auch in Stärkungsmitteln.

Im übrigen, auch darauf haben wir schon hingewiesen, gibt es gefährliche Wechselwirkungen (Interaktionen) zwischen Arzneimitteln und Alkohol. Sollten Sie noch oder wieder trinken, beachten Sie bitte folgende Übersicht.

Versteckter Alkohol in Medikamenten: Steter Tropfen höhlt den Stein?

Beispiele für Arzneimittel mit Alkohol	Soviel kann drin sein: Alkoholgehalt in vol.%
Hustentropfen	0,25–47,5
Hustensaft	0–12
Beruhigungstropfen	20–52
Abwehrstärkungsmittel	65
Mund- und Rachenmittel	4,7–56
Zahnungstropfen	20

(Quelle: Rote Liste 1996)

Interaktionen verschiedener Pharmaka mit Alkohol

Amphetamin und Metamphetamin
Fragliche Verringerung der sedierenden Effekte von Alkohol

Analgetika
Durch Acetylsalicylsäure/andere Salicylate geringe Erhöhung der Blutalkoholkonzentration, Gefahr von Magenblutungen. Bei morphin-/codeinhaltigen Analgetika Verstärkung der sedierenden und atemdepressiven Wirkung. Bei Paracetamol evtl. erhöhte Toxizität

Anticholinergika
Verstärkte Beeinträchtigung der Aufmerksamkeit bei gleichzeitiger Einnahme von Alkohol und Atropin

Antidiabetika
Nach akuter Alkoholaufnahme Verstärkung der hypoglykämischen Wirkung. Verminderung der Wirkung oraler Antidiabetika

Antiepileptika
Verstärung der sedierenden Wirkung, evtl. auch Verminderung der antikonvulsiven Wirkung

Antihistaminika
Verstärkte Sedierung und Beeinträchtigung der psychomotorischen Leistungsfähigkeit vor allem bei sedierenden Antihistaminika (Promethazin, Diphenhydramin u. a.)

Barbiturate
Verstärkte Sedierung, Koordinationsstörungen, Beeinträchtigung der psychomotorischen Leistungsfähigkeit, Hangover, Gefahr von Intoxikationen

Benzodiazepine und andere Hypnotika/Sedativa
Verstärkte Sedierung, Beeinträchtigung der psychomotorischen Leistungsfähigkeit, Hangover. Gefahr von Intoxikationen. Gelegentlich paradoxe Wirkung von Benzodiazepinen

Bromocriptin
Evtl. Alkoholunverträglichkeit

Calciumantagonisten
Verapamil kann zu einer Erhöhung der BAK führen. Die Bioverfügbarkeit von Nifedipin kann gesteigert sein

Cannabis
Die Bioverfügbarkeit von Alkohol ist verändert. Die Spitze der BAK ist vermindert und tritt verzögert auf

Cephalosporine
Bei einigen Cephalosporinen können disulfiram-ähnliche Reaktionen auftreten

Chloralhydrat
Verstärung, evtl. sogar Potenzierung der sedierenden Effekte. Gelegentliches Auftreten von disulfiram-ähnlichen Interaktionen

Griseofulvin
Fragliche Verstärkung der Alkoholintoxikation, Alkoholunverträglichkeit

H$_2$-Blocker
Fragliche Erhöhung der BAK durch Cimetidin, Ranitidin und Nizatidin. Die Interaktion ist nicht gesichert. Beeinflussung der Magenfunktion durch Alkohol

Indomethazin, Phenylbutazon
Beeinträchtigung der psychomotorischen Leistungsfähigkeit

Isoniazid
Verminderung der antibakteriellen Wirkung. Beeinträchtigung speziell der Fahrtüchtigkeit, nicht der psychomotorischen Leistungsfähigkeit insgesamt. Evtl. Verstärkung einer Isoniazid-induzierten Hepatitis durch Alkohol

Lithium
Fragliche Beeinträchtigung der Koordination und Fahrtüchtigkeit

MAO-Hemmer (Typ A)
Gefahr hypertensiver Krisen bei Einnahme tyraminhaltiger Getränke (Rotwein)

Maprotilin
Verstärkte Sedierung

Meprobamat
Verstärkte Sedierung, Gefahr von Intoxikationen

Methaqualon, Diphenhydramin
Verstärkte Sedierung, Gefahr von Intoxikationen

Metoclopramid
Fragliche Verstärkung der Absorption von Alkohol und Sedierung

Metronidazol
Disulfiram-ähnliche Reaktionen

Narkotika (Opiate)
Verstärkung der zentral dämpfenden Wirkung. Gefahr von Polyintoxikationen

Sekt oder Selters

Besonders bedrückend ist die mangelhafte Umsetzung des neuen Gaststättengesetzes von 1994. Danach sind alle Lokale eigentlich verpflichtet, mindestens ein alkoholfreies Getränk anzubieten, das nicht teurer ist als das billigste alkoholische Getränk auf der Karte. Das Gesetz soll vor allem Jugendliche besser schützen. Noch immer ist Alkohol am Steuer die häufigste Todesursache für junge Leute auf dem Heimweg von der Disco. Vielfach greifen Jugendliche aus Kostengründen im Lokal zum alkoholhaltigen Getränk, weil es preiswerter ist als Mineralwasser oder ein Saft. Es gibt immer noch Betreiber von Lokalen, die das Gesetz ignorieren oder unterlaufen, indem sie beispielsweise Buttermilch oder Kamillentee als Alternative zum Alkohol anbieten. Staatliche Kontrollbehörden und die Verbraucher-Zentralen gehen allerdings gegen schwarze Schafe vor.

Die Verbraucher-Zentralen engagieren sich heute intensiv in Sachen Alkohol.

So fordern Sie „mehr Aufklärung – weniger Werbung" für den Alkohol. Dazu verlangen sie

- eine deutliche Kennzeichnung des Alkoholgehalts auch bei lose verkauften Lebensmitteln
- Gerichte, die Alkohol enthalten, sollten auf der Speisekarte dementsprechend gekennzeichnet werden
- in allen Lokalen muß das neue Gaststättengesetz eingehalten werden, wonach Alkohol nicht preiswerter als mindestens ein alkoholfreies Getränk sein darf
- eine generelle Kennzeichnung des Alkoholgehalts in allen Produkten. Derzeit muß der Alkoholgehalt in Getränken erst ab 1,2 vol.% auf dem Etikett angegeben werden.

Register